名老中医亲传经验集

裴永清临床医案医话

增订版

图书在版编目（CIP）数据

裴永清临床医案医话／裴永清著. —修订本. —北京：学苑出版社，2019.5（2022.6重印）
ISBN 978-7-5077-5686-9

Ⅰ.①裴…　Ⅱ.①裴…　Ⅲ.①医案-汇编-中国-现代②医话-汇编-中国-现代　Ⅳ.①R249.7

中国版本图书馆 CIP 数据核字（2019）第 080414 号

责任编辑：付国英
出版发行：学苑出版社
社　　　址：北京市丰台区南方庄 2 号院 1 号楼
邮政编码：100079
网　　　址：www.book001.com
电子信箱：xueyuanpress@163.com
电　　　话：010-67603091（总编室）、010-67601101（销售部）
印　刷　厂：廊坊市都印刷有限公司
开本尺寸：890×1240　1/32
印　　　张：8.25
字　　　数：144 千字
版　　　次：2019 年 5 月第 1 版
印　　　次：2022 年 6 月第 3 次印刷
定　　　价：48.00 元

再版自序

拙著《裴永清临床医案医话》自 2016 年问世以来，至今约两年时间，已经是第三次刊印发行。在此，我对广大读者对本书的厚爱和出版社的支持，表示衷心的感谢。

借本书增订本出版之机，将前两次出版中的个别错漏予以修正。同时将个人近年来在临床中应用普济消毒饮和抵当汤的部分验案，择其要者，加之个人体会，汇成两篇论文《论普济消毒饮在临床中的应用》《论抵当汤与水蛭——唤醒抵当汤在中医临床中的应用》，增补进来。其心意有二：一、拓宽普济消毒饮的临床应用范围，使之不再局限于治疗"痄腮"一证，而用于治疗因热毒壅盛于头面颈部所致的各种肿物；二、消除中医界对抵当汤可伤人气血的误解，能正确认知抵当汤，进而能应用抵当汤加减来拯救那些舍抵当汤而它方难以救治之病症，使医者不再把抵当汤视为"虎狼之方"，而视之为一首弥足珍贵、难得的救人良方，使这一千古名方，能在现时临床中发挥出它应有的贡献，造福于广大患者。

　　个人能力微薄，但也不敢将点滴之经验和体会做为私有，特公之于众，与同仁共勉，欲抛砖引玉耳。

七十五岁老人　　裴永清

戊戌年孟冬于北京

自 序

余于 1963 年考入黑龙江中医学院中医系，六年本科毕业，又于 1978 年考取北京中医学院（现北京中医药大学）首届研究生，师承中医临床大师、中医伤寒学泰斗刘渡舟教授，1981 年研究生毕业后留校，在伤寒教研室任教 23 年。屈指数来，余涉猎中医已五十余载，是母校和老师们培养了我，使我从一无所知到有所知，从一无所用到有所用。

医学是治病救人的，所以无论中医、西医、蒙医、藏医、苗医……治好病就是好医。中医药学是我国独有的医学科学，是中华民族的伟大发明，无论从中华民族几千年的发展历史看，还是从现时社会医疗实践中看，中医药学都起着不可否认的积极作用。

然而，却有极个别的国人竟以管窥天，口出狂言要消灭中医，实在可悲可恶。为此，余不得已而为之，曾在凤凰卫视电视台与欲消灭中医之狂徒辩论，为中医呐喊，并断言任何人也消灭不了中医，只有中医自身不争气、不自强，进而退化到治不好病的地步，到那时中医就自消自灭了。所以，中医临床之疗效是中医药事业发展的灵魂和中流砥柱，而中医临床经验的传承更是中医药事业发展的必要手段。

为了中医临床经验的传承，余虽为一介草民，愿在神圣的中医殿堂中增添一柱香火，故将个人数十年临床实践中治疗之验案，择其临床资料完整，具有代表中医特色、反映中医辨证论治特点，体现中医临床优势而又疗效显著的一些病案，如实地记录下来，汇成此书。其中收录了不少西医药治疗到目前为止仍感棘手的疾病，诸如痛风、过敏性鼻炎、过敏性哮喘、过敏性紫癜、慢性气管炎、结节性肝硬化、顽固性皮肤湿疹……等。

书中每个病案均按【病名诊断】、【中医辨证】、【中医治则】、【中医处方用药】、【煎服方法及注意事项】、【治疗经过和疗效】、【医话】七个环节来叙述，以体现中医临床辨证论治之思路和全过程。其中【病名诊断】以通俗易懂而立，不拘中西。【医话】一节，是余数十年临床经验用方和加减用药之心得，以及临床实践之感悟，虽零落星稀，或许尚有微光可见，璧影萤光，能资志士，竹头木屑，曾利兵家，望医界同仁斧正。倘若能对后学者在中医学术和临床技能提高上有所小补，余欣慰足矣！

借此《裴永清临床医案医话》成书之际，向培养我的母校和老师们真诚地道声感恩！师恩不忘！

七十二岁老人　　裴永清

2015 年 6 月 16 日于北京

目　　录

裴永清临床医案医话

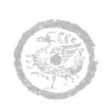

为"水蛭有毒"之说平反

——写给中医同仁的一封公开信

"水蛭有毒"之说，由来已久。20 世纪 60 年代，我在大学本科学习时，老师就告诫我们学生：水蛭有毒，不可轻用；由水蛭为主药的抵当汤也因之被误认为伤人气血，损人正气，药力峻猛，不可轻用。时至今日，《中华人民共和国药典》仍明文规定水蛭有毒，限量应用，不可超过 6 克，过用需要医生签字负责。特别值得提出的是，清朝著名医家汪昂在其所著的《医方集解》书中抵当汤条下明文指出："水蛭即蚂蟥，咸寒有毒，乃食血之虫，能散肝经聚血，最难死，虽炙为末，得水便活，若入腹中，生子为患。"汪昂是著名医家，此言一出，影响万千，"水蛭有毒"由此而流传至今。全国中医高等医药院校教材之一的《方剂学》也因"水蛭有毒"之说，而把以水蛭为主药的著名活血化瘀方——抵当汤，从书中删除了！

但是我们必须指出，水蛭一药早在中药经典《神农本草经》中有记载云："水蛭味咸平，主逐恶血、瘀血，月闭（御览作水闭），破血瘕积聚，无子，利水道。生池泽。"神农尝了水蛭认为其没有毒，而独具活血化瘀之力。于是至东汉末年，医圣张仲景组成了以水蛭为主药的抵当汤这首名方，用于治疗因瘀血所致的瘀血发狂、瘀血发黄、瘀血发热、瘀血善忘、瘀血所致的妇人经水不利，经闭不行、"五

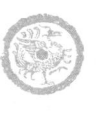

劳虚极羸瘦"的血痹虚损劳疾之人（抵当汤加黄芩、生地、杏仁、蛴螬，改汤为丸名为大黄䗪虫丸，以适应久病慢图之治）。而且在抵当汤中，医圣仲景在一剂药中水蛭用量为30个，这个用量是令今人吃惊的：水蛭，小的一个大约4克左右，大的一个约7克左右，计算起来，30个的重量折合现在用量为120克至210克，我们取其中间量大约还在160克之多。可见医圣张仲景认为水蛭无毒，可大量地应用于诸瘀血病症。这就出现了与"水蛭有毒"而不可轻用之说的矛盾，孰是孰非，水蛭究其有无毒性，这个问题必须要搞清楚。

1994年至2015年间，全国各医药科技期刊发表与水蛭有关的文章多达1000篇以上。其中具有代表性的是广西科学院壮药研究所研究员周维官将相关的水蛭专题研究科研论文汇集精髓而著成的《水蛭与水蛭素》一书。书中囊括了近30多年来国内外用现代医学手段研究水蛭的科研专项报道共86篇，我借此机会将现代对水蛭专题研究结论概括如下：

一、水蛭是地球上古老的动物之一，至今大约有4000万至5000万年的历史。全世界水蛭约有600多种，我国国内有记载的共有93种。

二、从动物学的分类上看，水蛭是环节动物蛭纲动物的总称。从水蛭的食性上分类，水蛭可分为吸血类水蛭和非吸血类水蛭两种。

三、时至20世纪80年代，现代医学发现水蛭是世界上天然物质中抗凝血最强最安全最有效的，而没有任何副作用和毒性。1984年，英国威尔士医学院海克拉特首先发现水蛭咽部具有水溶性抗凝血物质，1995年德国马克奥德特才

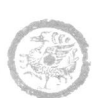

从欧洲医蛭头部分离出天然"水蛭素"之纯品。

四、我国中医临床上可供合法使用的水蛭共有4种：水蛭科动物蚂蟥（又称宽体金钱蛭）、柳叶蚂蟥、水蛭（又称日本医蛭）、金边蚂蟥（又称菲牛蛭）。其中前两种属于非吸血类水蛭，后两种属于吸血类水蛭。

五、"近30年来对水蛭的研究结果表明，水蛭没有任何毒性，吸血类水蛭中的'水蛭素'是目前世界上发现天然物质中作用最强、最有效、最安全的凝血酶抑制剂，是目前西药中临床常用的肝素、阿司匹林不可比拟的""研究显示其抗静脉血栓作用强度约为肝素的4倍，其抗动脉血栓作用强度约为阿司匹林的50倍，其抗DIC（急性弥漫性血管内凝血）作用强度约为肝素的两倍以上"。

六、研究结果表明，吸血类水蛭体内含有水蛭素，可"活血化瘀"，即现代医学所说的对凝血酶有抑制作用，然而非吸血类水蛭体内不含有水蛭素和抗凝血酶物质，但它同样有活血化瘀作用，到目前尚未明确是何种成分发挥药效。这就提示了用现代医学方法研究中药有它的局限性，不能完全揭示中药的药理作用。

七、水蛭中含有的水蛭素"对人类心脑血管疾病，尤其是脑血管等血栓性疾病有特效"。世界医学界对天然水蛭素防止人类脑血管病疗效是公认的，其作用主要如下：①治疗脑梗死；②治疗脑出血后继发的损伤（出血后引发血肿，周围组织的损伤）；③治疗心肌梗死和急性冠脉综合征以及不稳定性心绞痛（UA）等等，以及抗肿瘤、降血脂等作用。

八、水蛭用药有它的禁区：孕妇、女子月经出血、脑出血，胃肠道出血等有出血倾向者禁用。

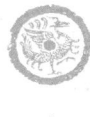

神农尝百草，确认水蛭没毒，医圣张仲景大剂量应用水蛭于诸瘀血病症，现代医学对水蛭专题研究几十年而提出结论是水蛭没有任何毒性，由此可见，"水蛭有毒"之说纯属后人妄言。而且，水蛭不仅无毒，反而对人体有补益作用。研究表明，水蛭中还有 17 种氨基酸，其中有 7 种是人体必需的，还含有多肽，可以说水蛭是一种对人体有补益作用的活血化瘀之品。

中医界无人不晓，论活血化瘀之功当首推抵当汤一方。抵当汤方是以水蛭为主药的名方，近 10 年来，我个人在临床上应用最多的方子就是抵当汤加减治疗因瘀血所致的各种疑难杂病，其水蛭用量少则在 20 克左右/每剂，最多用至 60 克/每剂（因为水蛭价格高，用多了有病人负担不起），收到了令人非常满意的疗效。设想一下，如果水蛭的用量达到医圣张仲景的用量（30 个/每剂约合 160 克左右），那么疗效可能会更好！因为现时与瘀血有关的病症较多，以瘀血为主，或兼湿、或兼痰、或挟热。最常见的如结节性肝硬化，包括早期肝癌切除术后遗留的结节性肝硬化，缺血性脑血管病（腔隙性脑梗，脑血栓，脑梗死）、冠心病、肺结节病变、乳腺结节病变、子宫肌瘤、胃息肉、胆息肉、结肠息肉等等，若用抵当汤（加减）治疗都可能有很好的效果。

为"水蛭有毒"之说平反，最终目的是让中医人能对水蛭以及以水蛭为主药的抵当汤类方有正确的认识，能在临床上大胆地正确地应用于瘀血症病人，尤其是很多与瘀血有关的疑难杂病危重病人，从而使之得到更有效的救治。这，就是我写此文的目的。

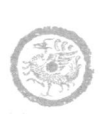

论抵当汤与水蛭

——唤醒抵当汤在中医临床中的应用

东汉末年，医圣张仲景将炎帝的《神农本草经》、伊尹的《汤液经》，以及《黄帝内经》等中医古籍中的理、法、方、药有机地融为一体、集之大成，著成一部伟大的中医经典巨作——《伤寒杂病论》，从此为中医学界创立了中医辨证论治理论体系和方剂学。

抵当汤就出自仲景的《伤寒杂病论》，其方横空出世距今已一千八百余年。

截止到目前为止，在中医所有活血化瘀方剂中，若论活血化瘀作用最强的方剂，当首推医圣张仲景的抵当汤。然而，现时中医临床中瘀血病证甚多，却很少有人使用抵当汤。究其原因大抵在于：一、没有正确认知抵当汤，误认为抵当汤是一首伤人气血、破人正气的"虎狼之方"，不敢应用；二、认为抵当汤中水蛭是有毒之品，以讹传讹，流传至今。1979年版全国统编中医高等院校教材的《方剂学》中，抵当汤以附方形式以小字号寥寥数语附在桃核承气汤之后；至1985年，仅仅6年时间，全国高校统编教材《方剂学》连附方形式都取消了，从根本上将抵当汤从《方剂学》中删除。这对于一首经典名方、一首现时临床中具有很高实用价值的抵当汤来说，如此被忽视、被弃而不用，这不能不说是我们中医人在治学上莫大的悲哀和遗憾，更是我们中医人

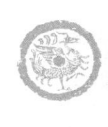

在临床中的巨大损失。

抵当汤沉睡了已一千八百多年。今天我在这里再论抵当汤，是因为现时临床中急需要抵当汤来救治的病症特别多，如脑血栓、腔隙性脑梗、脑栓塞等缺血性脑血管病、心血管病、各种结节、息肉、溃疡、肠化、增生、肌瘤、糖尿病、肾病、肝硬化、癌瘤……这诸多病种，在治疗中如果加用抵当汤，效果将得到显著提高。

现将个人临床应用抵当汤救治的真实病症，择其典型病例，列举如下，目的就是让现时的中医人能正确认知抵当汤，从而能大胆地应用抵当汤，去治疗那些舍抵当汤而他方难以救治的疾病，充分发挥抵当汤的临床实用价值。

首先，我们要了解医圣张仲景是怎样运用抵当汤的。

在《伤寒论》中，仲景用抵当汤治疗瘀血发狂（见第124条）、瘀血发黄（第125条）、瘀血发热（第126条，改抵当汤为抵挡丸、药物组成相同）、瘀血善忘（第237条）。在《金匮要略·妇人杂病脉证治篇》中治疗妇人瘀血经行不利或经闭不行、在《金匮要略·血病虚劳篇》中用大黄䗪虫丸治疗属于瘀血所致者的五劳虚极羸瘦之人，其药物组成以抵当汤为主（水蛭、桃仁、虻虫、大黄，其中水蛭用了100枚），加芩、地、杏、蛴，可见抵当汤在仲景手中是个常用方，可治疗因瘀血所致的多种病证。

下面就谈谈个人在临床中应用抵当汤的体会。

一、治疗缺血性脑血管疾病

值得提出的是，仲景时代应用抵当汤治疗的瘀血诸证，其病情比较单一，仅仅就是血分瘀热而已。然而现时临床中所见与瘀血有关的病情却不那么简单，大多是在有瘀血的同

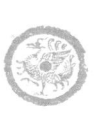

时兼有痰、湿、热、瘀。这可能和今人饮食不节、操劳过度、情志不调等诸多因素有关。所以我个人在临床使用抵当汤时常与其他方相配，组成合方来用。将抵当汤与血府逐瘀汤或桃红四物汤相合，随证略有加减，用于治疗缺血性脑血管病，包括脑血栓、脑梗塞、腔隙性脑梗、脑动脉硬化所致之脑血管性痴呆，收效良好，迥非一般活血化瘀方药所及。特别是对于临床中表现为语言不利、肢体麻木、肢体轻瘫、反应迟钝、头痛、脑鸣等等诸多病症，都能得到改善或使其消失。

现举一例如下：楼某某，男，85 岁，北京某大学外语教授，既往患有高血压病 12 年、2 型糖尿病 18 年、脑梗后左半身轻瘫 15 年、语言不清，善忘，"拿东忘西"同时还患有精神抑郁症 52 年、日常家庭生活中总是怕爱人给他做饭或倒水喝时下毒药。因此几十年来，不论做饭、吃饭或倒杯水喝，整个过程都由自己亲力亲为，连买回中药从医院到家、再把药煎好服用，每个环节都不让别人参与，害怕别人下毒药，自己也感到这是病态心理，在生活上造成很多麻烦和痛苦，为此由爱人陪同前来门诊治疗。余望其步态蹒跚、行动缓慢、坐定后神态呆若木鸡、一言不发，只好由家人代述病证如上。余查其舌苔黄腻、舌质暗红、舌底络瘀明显、脉沉弦有力。中医辨证为痰热郁结、血瘀清窍。治以清热化痰、活血化瘀、开窍醒神之法。投以抵当汤合桃红四物汤，加胆南星、石菖蒲、法半夏、茯苓等随证加减。治疗一个月左右，病人步态正常，三个月后其语言流利，神情爽朗，就诊时谈笑如常人，对自己多年来对爱人的怀疑之举追悔莫及，其 52 年之久的抑郁症一扫而光。余认为，这其中抵当汤当为头功。本病例有

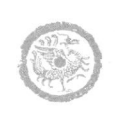

善忘，按痰热挟瘀治疗，瘀去则记忆恢复。

又刘某，男，77 岁，北京广安门白纸坊人，2015 年 7 月 10 日患者坐轮椅来就诊，家人代述，既往患肾病综合征、肾功能不全、高血压 12 年余、痛风、药物性肝损伤、高脂血症、脑梗、前列腺肥大，装有冠心支架一个。目前头晕、嗜睡、胸闷气短。查其舌苔厚腻舌质暗，脉弦滑数。拟温胆汤加抵当汤治疗，服药七十七剂，2016 年 12 月 3 日复诊时自行上楼，自觉哪都好，痴呆已无，走路快捷了，儿子说都追不上他。

须知，人之善忘，特别是脑血管病人多是供血不足而来，这一点早在《黄帝内经·灵枢·大惑篇》就有明确的认识。原文云："人之善忘者，何气使然？岐伯曰：上气不足，下气有余，肠胃实而心肺虚，虚则营卫留于下，久之不以时上，故善忘也。"医圣仲景深得《灵枢》之奥，在《伤寒论》阳明病篇 237 条：阳明病，其人善忘者，必有蓄血。所以然者，本有久瘀血，故令善忘……抵当汤主之。"仲景用抵当汤治疗瘀血之善忘。余效仿圣人之法，用抵当汤于今日临床中缺血性脑血管病的治疗，收到远较一般活血化瘀药所不及的疗效。

余又用抵当汤加减治疗小脑萎缩病人尿失禁。何某某，女，69 岁，于 2017 年 5 月 24 日在北京 301 医院核磁检查诊断为"双侧小脑半球脑沟增宽及桥脑略小"。前来就诊时语言不利，走路不稳，需家人扶持，并伴有尿失禁 10 个月余，每天用"尿不湿"。查其舌苔腻，质暗络瘀。余以瘀血论治，投以抵当汤加温胆汤，三剂药后病人小便正常，不用"尿不湿"了。可见瘀血所致病症千变万化。

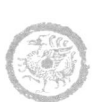

又王某，男，50 岁，承德市围场县人，2014 年 12 月 30 日初诊：主诉头晕、头蒙，早醒，在 261 医院查 TG：1.96，GLU：6.3。左侧颈动脉内中膜增厚，现已 5.7 毫米 × 1.7 毫米，左中脑、大脑脚腔梗 7 个月。查其舌苔腻罩黄、舌质暗舌下络瘀，脉沉弦滑数。投温胆汤合抵当汤，再加郁金、香附、丹参、地龙、当归、川芎。自吃上方 7 个月左右，于 2016 年 1 月 23 日来京复诊，告之 2015 年 12 月 9 日在宣武医院查 MRA：未见明显异常。又去北京 301 医院查 MRA：未见明显异常。

二、皮下风湿结节病

姜某，女，37 岁，哈尔滨工业大学教授。2018 年 7 月 13 日，初诊：自诉双小腿皮下很多硬结，按之痛，伴小腿肿胀已两个月余，当地检查抗链"O"414（正常值上限 200），抗体 414（超正常值 1 倍）。既往痛经史 20 年，血块多，排卵期出血有半年史，胆囊炎、肩背痛 10 余年，严重时难以起床。余查之，腿硬结微红、按之痛，大者如成人拇指甲大，小的如小拇指甲大，舌苔白，舌质暗、底络瘀，脉沉弦滑。诊为湿热挟瘀，投以加味苍柏散合抵当汤加连翘，每日一副半，分 3 次服，共服十六副（10 天量）。2018 年 7 月 29 日来京复诊，告之双小腿结节已全消，腿肿亦无。余继投原方十四副。于 2018 年 11 月 16 日来京复诊，告之，痛经也好了，排卵期已不出血，多年肩背痛也全消失，遂停药。

三、用抵当汤配合疏肝散结方治疗甲状腺结节、乳腺增生、子宫肌瘤、前列腺肥大等病

疏肝散结方是北京中医药大学印会河教授自制之经验

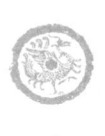

方，其方出自印会河教授所著《中医内科新论》，方药组成为当归 15 克，丹参 15 克，柴胡 10 克，赤芍 15 克，昆布 15 克，海藻 15 克，海浮石（先煎）15 克，夏枯草 15 克，川贝粉（冲服）3 克，生牡蛎（先煎）30 克，玄参 15 克，川牛膝 9 克。印会河教授原方有加减法如下：用治乳腺增生、胸软骨炎，方中去川牛膝，加全瓜蒌 30 克，公英 30 克；用治颈淋巴结炎时，去川牛膝，加桔梗 9 克，枳壳 9 克；用治子宫肌瘤，方中加用泽兰 15 克，茺蔚子 30 克。余于临床上述诸病，每以抵当汤与疏肝散结方相伍，其效远较单用疏肝散结方效速。

如一苗姓女，33 岁，内蒙古赤峰人，患者双侧乳腺增生已 10 年余，并伴有结节，右乳结节为 0.6 厘米 × 0.3 厘米，左乳结节为 0.3 厘米 × 0.4 厘米，主要感到痛苦的是每个月除月经行经期以外，双侧乳房胀痛而硬、不可触摸，触摸之则痛苦难忍，平时穿衣或脱衣服时都会引起乳痛，走路时特别害怕别人碰撞到自己的胳膊或上半身，否则就引发乳痛，所以每个月只有 5 至 7 天的行经期能免于乳痛之苦，严重影响个人的生活和工作。余查询得知该患者整日爱生气，失眠脱发，大便干结而经常依赖开塞露或通便茶来通便，舌苔白、舌尖有红点，脉沉弦细。余投以抵当汤和疏肝散结汤二方相合，遵印会河老师加减之法，去川牛膝，加全瓜蒌和公英。患者告之服药三剂后双乳胀痛明显减轻，乳房已开始渐渐变软，十五剂全服完后，患者告之乳房胀痛而硬的情况完全消失。该患共服药九十六剂，经检查乳腺增生和乳房结节均已全部消失，其失眠脱发及背痛、便干等症亦随之而愈。

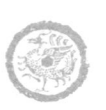

大医精诚万世师表

又李某，女，52 岁，内蒙古乌海市人，2015 年 4 月 4 日初诊：子宫肌瘤，2011 年在 301 医院切除乳腺癌、胆囊多发结石，2000 年在协和医院切除肾上腺瘤。现双乳多发结节，投散结二号加抵当汤、莪术连服二十五剂，停药 8 个月，于 2015 年 12 月 26 日复诊，上方再服三十剂。于 2016 年 3 月 15 日在 301 医院查增强 MRI，乳腺结节已无，B 超甲状腺结节钙化，共服药五十五剂。

四、用抵当汤与过期饮相合，治疗妇女瘀血所致月经不正常诸症，如经闭不行、顽固性痛经等

余用抵当汤治疗妇人月经经闭不行或瘀血所致月经不调诸症，乃是学习仲景之经验。《金匮要略·妇人杂病篇》原文云："妇人经水不利下，抵当汤主之。"寥寥数字，言简意赅，这是值得今人牢记在心的宝贵经验。余效仿仲景之法，以抵当汤与过期饮相伍治疗瘀血所致妇人经闭不行，疗效非凡。

现举一例如下：金某，女，38 岁，北京人，自诉以往月经周期大约在 30 天左右，但目前已 3 个月没有来月经，曾于某西医院妇科就诊，给口服黄体酮胶囊治疗，每晚 2 粒，连续服用 6 天而月经仍未来潮，并且出现半夜间腹痛致醒的现象，遂住院检查，排除早孕，妇科 B 超及有关化验均无异常发现，医院又改用肌肉注射黄体酮，每日一支，连续注射 3 天，月经仍不至，病人遂前来中医就诊。余查询得知该患既往有痛经史，经色暗黑而块多，块下腹痛减，查其舌白，质嫩而暗，尖有红点，脉沉弦细无力。诊为经闭不行，乃血瘀兼气血偏虚所致，治以活血化瘀兼补气血之法，取抵当汤与过期饮合方加减，加人参、生黄芪、益母草。方如

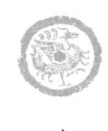

下：生水蛭 10 克，生川军 6 克，虻虫 6 克，䗪虫 10 克，桃仁 10 克，当归 15 克，川芎 10 克，赤芍 15 克，生地 12 克，香附 10 克，莪术 10 克，桂枝 6 克，木香（后下）6 克，木通 6 克，益母草 30 克，太子参 30 克，生黄芪 30 克，炙甘草 6 克。患者服药后第二天月经来潮，且无经行腹痛现象，并告之想要二胎，欲求中药调理。

又牛某，女，36 岁，北京东城区忠实里南街，2016 年 4 月 12 日初诊。低热 4 个月，体温：37.2℃～37.5℃，下午明显。近半年月经后衍，血块多，本次已 45 天未至。查舌苔腻，脉弦细，诊为湿郁兼血瘀。投三仁汤加抵当汤、益母草。六副，因其发烧，故日服二剂，分四次。2016 年 4 月 15 日复诊，告之两副药后经至，服药第二天烧退、神爽。

又李某，女，42 岁，吉林省白城人，2018 年 10 月 5 日初诊，自诉：在长春吉林大学第一附属医院确诊为"白塞氏综合征"已 17 年。于 2017 年生一男孩，10 天后孩子因肿瘤夭折，从此白塞氏综合征严重。在当地治疗服中药 3 年无效，既往尚有子宫内膜异位 3 年史。目前胃胀、便干、口气、带多而黏、口糜、外阴溃疡约 8 厘米×7 厘米（用手机自拍后给医生看）。舌腻尖红质暗，脉弦滑数。诊为：肝脾湿热兼瘀，投清胃理脾方（治口腔溃烂）合龙胆泻肝汤（治阴部溃烂）加水蛭、土元，七副。2018 年 11 月 6 日复诊，告之服药 3 天后，口腔及外阴溃烂近无，七天后全消。又在当地自取七剂，共服药十四剂痊愈。余查其舌脉，尚有余热，又以原方加减十四副，嘱其巩固治疗，以防复发。

又如，妇女顽固性痛经病例：韩某某，女，44 岁，北京海淀区人，2017 年 12 月 19 日首诊。自述痛经自 14 岁初

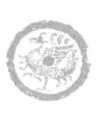

潮至今，现已 30 年，末次月经为 2017 年 12 月 13 日，经至时"腹痛如刀割样"，疼痛得令人有绝望感，足下冒凉风，全身畏寒，经行第一天尤为痛剧，块多、色暗，本次经行抱着暖气片而令痛减。余查其舌暗，苔厚白腻，脉沉弦。辨为瘀血性痛经。投以抵当汤和逍遥散治疗。3 周后 2018 年 1 月 7 日经至，痛经已不明显，全身畏寒和足下冒凉风均已消失。继投上方加减，至 2018 年 1 月 28 日经至无痛，改用当归芍药散和抵当汤巩固疗效以善其后，至 2 月 24 日再次经至，无明显不适，遂停药。

五、用抵当汤与化瘀通气方治疗结节性肝硬化，效果尤著

化瘀通气方是印会河教授治肝病经验之方，药物组成为：柴胡 15 克，当归 15 克，丹参 15 克，赤芍 15 克，生牡蛎 30 克（先下），茜草 10 克，海螵蛸 15 克，桃仁 10 克，红花 10 克，生大黄 6 克，生水蛭 10 克，土元 10 克，郁金 15 克，川楝子 9 克，桔梗 10 克，紫菀 10 克。

余近十年来起用抵当汤与之相伍，用于早、中期结节性肝硬化的治疗，其疗效显著提高，大多完全治愈。

现举例如下：王某，男，54 岁，黑龙江省龙江县人。患者自诉乙型病毒性肝炎病史已廿余年，曾于 2013 年 11 月在上海第二军医大东方肝胆外科医院被确诊为"肝癌占位病变"，并做微创手术，经皮肤肝穿刺微波热凝肝癌损毁术，结合介入治疗术。因其肝癌发现较早，故术后无需放疗和化疗。其出院诊断为：肝癌术后，乙型肝炎后结节性肝硬化，脾大，胆中多发息肉，乙肝携带者，良性前列腺增生。患者因怕自己之结节性肝硬化再发展为肝癌，思想压力很大，遂

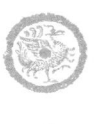

前来就诊于中医。余查询得知患者有廿年左右酗酒史，口服西药恩替卡韦已三年之久。目前自己感觉肝区时时闷痛、神疲乏力、心烦易怒，小便黄，眼干不适，双手掌呈"朱砂掌"，面色黧黑、舌苔白腻、舌质暗红、舌底络瘀明显，脉沉弦有力。余诊为肝癌术后，乙肝后结节性肝硬化代偿期。中医辨证为肝经湿热，久而伤血致瘀，瘀久而成毒瘤。目前当治以活血化瘀、疏肝经气血为主。投以抵当汤与化瘀通气方二方相合，随证加减治之。方如下：生水蛭10克，生川军6克，桃仁10克，䗪虫10克，虻虫6克，当归15克，柴胡10克，丹参15克，赤芍15克，生牡蛎（先煎）30克，红花10克，郁金15克，川楝子12克，桔梗10克，紫菀10克。因患者家住黑龙江省，所以每次带药三十副，又虑其舌苔腻，其肝病曾有癌变之史，除瘀血外，尚有湿毒之情，故于方中加入生苡仁30克，马齿苋30克，山慈菇30克，半枝莲30克，白花蛇舌草30克，以增其清解湿热瘀毒之力。以此方加减治疗近四个月后，经核磁复查确认结节消失；治疗一年零十个月后核磁确认肝硬化病变消失。该患自觉无任何不适，已如常人，遂先后在两个不同医院做核磁检查，报告已确认无肝硬化征象，胆中息肉及脾大也随之消失。全血生化无异常。余视病人手掌，其肝掌已无，故于方中减去所加之祛湿解毒药，嘱其隔日服一剂，巩固治疗两个月。数月后，患者又再次复查，肝无异常，肝功正常，遂停药。

又如：关某某，男，50岁，北京某大学教授，2015年10月18日首诊。自诉10月13日在佑安医院查出：HBV 1.3.5阳性，DNA 4.89×10^5，AFP 148.7/0-7，ALT 224/40，AST 109/40，GGT 172/50，MRI：肝硬化伴再生结节形成，少量

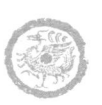

腹水，偶有黑便，乏力、神疲、衄血。素日吸烟饮酒，40支／日，吸烟史20余年。余查其舌白腻罩黄，舌质暗紫有瘀，脉弦滑有力。投抵当汤合化瘀通气方，因有少量腹水，方中加防己、椒目、茅根。2016年12月27日，治疗一年零两个月后，在北京解放军302医院（治肝病的专科医院）核磁确认："肝脏形态规整，肝表面光滑，各叶比例正常，肝门结构清晰，双回波序列见肝合脂质成分，局部见大量脂质小灶，肝实质未见明显异常信号"；提示："脂肪肝，局灶脂肪化"。肝硬化痊愈，仅存在脂肪肝。投以治脂肪肝药治疗，于2018年2月27日复查核磁，肝无异常，全血生化正常，病人无任何不适，遂停药。

余近十年来起用抵当汤治疗代偿期肝硬化，特别是处于代偿期的结节性肝硬化多人，都完全治愈，效果较前有明显提高。

余用抵挡汤治疗肝硬化体会如下：

1. 抵挡汤与化瘀通气方相合，随证加减，治疗肝炎后结节性肝硬化和早期肝癌术后残留的属于代偿期的结节性肝硬化之人疗效很好，可以完全治愈。若肝硬化失代偿期，出现大量腹水或吐血呕血者，出现肝肾综合征，属于晚期肝硬化，其疗效不如代偿期患者，只能缓解病情，很难完全治愈；

2. 治疗肝硬化，必须坚持服药，不可速求；

3. 我在这里提一句，多年临床体会，肝硬化和肝癌不仅是和瘀血、瘀热有关，还和湿毒有关，在临床中可酌情加入生薏米30克、土茯苓30克、莪术10克、蛇舌草30克等品，清化湿毒，有助于肝硬化的治疗和预防其癌变的发生；

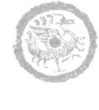

4. 患者必须忌口。忌油腻、忌辛辣、忌甜食，以防其助湿增热。忌烟酒，心态好，防过劳；

5. 余治愈肝硬化多人，服药多在半年以上至两年，患者治愈后没有发现全血生化和肝肾功能等有任何损伤，病人精气神特好，说明抵当汤用之对症，祛邪而不伤正，久服无害。由此而使余联想起江苏南通朱良春先生一生善用虫类药治疑难杂症之经验，绝不是空穴来风。

除此之外，抵当汤在用于有瘀血病情的各种杂病的治疗中大多能提高其疗效。如余于 2017 年 12 月 1 日曾治一男孩，宁某某，7 岁，北京东城人，患阴囊中右侧精索鞘膜积液（中医称疝痛），阴囊中有肿物，硬、触之痛，如成人拇指大小，曾两次来余门诊求治。因其阴囊肿、硬、痛甚重，且以往治疗此种病疗效缓慢，比较棘手，所以余均拒绝治疗，建议其去西医院手术治疗。本次是其母携孩子第三次来门诊，我接诊了，投以橘核丸加抵当汤。令人意想不到的是，七副药后，肿物消退三分之一；又七副药后，消退近半；服用二十一副药后，肿物全消失，令人欣慰。

又如来自山东省的一位男性，裴某某，43 岁。2018 年 4 月 12 日初诊，主诉：肝硬化、高度腹水，目前阴囊肿大从小鸭梨大、渐到苹果大、最后发展到如小西瓜大，走路时需用双手托着阴囊，痛胀难忍。既往有酗酒史多年，全身泛发性顽固性牛皮癣 8 年，曾于 2016 年 5 月 7 日在威海做酒后肠穿孔两处修补术。2018 年 3 月 6 日在北京 301 医院检查，结果为：肝硬化晚期、脾大，呈巨脾，门静脉高压、白球比值为 0.9，诊断为"酒精性肝硬化晚期，高度腹水伴疝气、阴囊积水、精囊鞘膜积液、右睾丸鞘膜积液曲张、右侧腹股沟

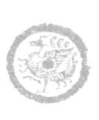
及阴囊内混合回声，考虑疝气"。查其舌腻、质暗红，脉沉弦滑。余以瘀血重症，因血瘀而病水，因水而致疝气来论证，投以橘核丸加抵当汤。橘核（打）9克，荔枝核（打）9克，厚朴9克，枳壳9克，元胡9克，海藻15克，昆布15克，川楝子9克，桃仁9克，香附10克，木通6克，生水蛭10克，土元10克，川军6克，川椒目9克，木防己9克，葶苈子（包）10克，茯苓皮30克，白茅根30克，陈葫芦30克，大腹皮30克，益母草30克。七副，水煎，日一副。患者于2018年4月26日复诊，十四剂药后阴囊完全正常，肿、胀、痛全消。自觉身轻气爽，腹胀和腹水均已大减，余以原方加生牡蛎（先煎）30克。七副药后腹水消减过半。

以上所言，仅仅是我个人在近十年来临床开始应用抵当汤的举例，实际在临床中抵当汤显效治疗的疾病远非仅此。因篇幅所限，点到为止。抵当汤这样一首医圣留给我们的活血化瘀良方，多么宝贵，多么难得！但在我们现实中医界里，很少有人使用抵当汤，甚至有的医生一生都没有使用过，除老师讲授《伤寒论》《金匮要略》时提及此方，似乎抵当汤处在一个只学不用、束之高阁而无人问津的尴尬境界。这是非常遗憾的事实。

为什么现实的中医界中很少有人使用抵当汤呢？大抵是今人误解了抵当汤，认为抵当汤中有水蛭、虻虫，其药性猛悍、破血伤血、损人正气，或有小毒而不敢使用，这是大错特错了，而这个错误是后人自己造成的。《本草纲目》作者李时珍提出"水蛭有小毒"是否是后人不敢用水蛭之根源？更有甚者，是清朝汪昂在其所著《医方集解》一书中，论述抵当汤时言："水蛭即蚂蟥，咸寒有毒，乃食血之虫，能通

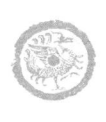

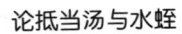

肝经聚血，最难死。虽炙为末，得水便活。若入腹中，生子为患。"此说近乎痴人说梦。在对水蛭的认识上李时珍错了，金无足赤，人无完人。古人和医圣张仲景并没有说水蛭有毒、或损人正气、或有耗血伤血之弊。中国最早论述中药的专著，最具权威性的书——《神农本草经》中说："水蛭，味咸平，主逐恶血、瘀血、月闭、破癥瘕积聚、无子、利水道。"没有一字提及水蛭损伤人体气血之弊端。医圣张仲景在使用抵当汤时水蛭的用量是 30 个，而且用于治疗"五劳虚极羸瘦、腹满不能饮食，伤食、忧伤、饮伤、房室伤、积伤、劳伤、经络营卫气伤、内有干血、肌肤甲错、两目黯黑，缓中补虚，大黄䗪虫丸主之"（见《金匮要略·血痹虚劳病脉证治》）。大黄䗪虫丸乃是抵当汤加味而成，这样一个阴阳气血俱虚，虚到血痹虚劳之程度，仲景仍应用抵当汤加地黄、芍药、黄芩、杏仁、甘草、蛴螬、䗪虫来治疗，可见抵当汤非但不损正气，反而对人有缓中补虚之功力。原文中用"缓中"二字是因为做成丸剂治疗比用抵当汤要缓慢些，故曰"缓中"，而"补虚"二字恰是反映了大黄䗪虫丸有祛邪不伤正，反有去瘀生新的补益之功，因瘀血所致的虚弱之人亦可用之。我们后人不善于学习，竟然将抵当汤视为一张猛悍且伤人气血之方而不敢用之，使得好多因瘀血所致的多种疾病得不到很好的治疗。

为了消除中医界对抵当汤的畏惧之心，能大胆地、心无余悸地、正确地使用抵当汤于临床中救治因瘀血所致的诸多病人，现对抵当汤中水蛭一药加以详细剖析，以解除对抵当汤应用的顾虑。

水蛭乃为血肉有情之品。现代医学研究表明，水蛭中含

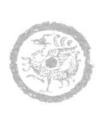

有 17 种氨基酸，其中 7 种为人类必需的。氨基酸是组成蛋白质的基本单位，是人体必需的营养物质，水蛭中还含有多肽，比氨基酸营养价值更高更易吸收，从这一点而论，水蛭又是一种具有很高营养价值的活血化瘀之药，其活血化瘀之功优于其他所有活血药。

1994 年—2015 年的 21 年间，全国各医药科技期刊发表与水蛭有关的文章多达 1000 篇以上，其中广西科学院壮药研究所研究员周维官著有《水蛭与水蛭素》一书，我们中医人应该好好读一读这本书。书中囊括了近 30 年来国内外用现代医学手段研究水蛭的科研专题报道，共 86 篇，现择其主要内容概述于下：

1. 水蛭是地球上古老的动物之一，至今至少存在有四千万至五千万年的历史。全世界的水蛭约有 600 多种，我国国内有记载的共 93 种。

2. 从动物学分类上看，水蛭是环节动物门蛭纲动物的总称。从水蛭的食性上分类，水蛭可分为吸血类水蛭和非吸血类水蛭二种。

3. 我国现存最早的中药专著《神农本草经》中就记载有水蛭，原文为"水蛭，味咸平，主逐恶血、瘀血、月闭、破癥瘕积聚、无子、利水道"。可见我们的祖先在世界上最早认知水蛭具有活血化瘀之良能，并应用水蛭来治疗血诸病。可以自豪地说，这是中国人的骄傲，是伟大的发明。因为时至 20 世纪 80 年代，现代医学才发现水蛭是世界上天然物质中抗凝血最强、最安全、最有效的。

1984 年，英国威尔士医学院海克拉夫特首先发现水蛭咽部具有水溶性抗凝血物质；1955 年，德国马克奥德特才

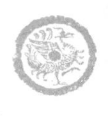

从欧洲医蛭头部分离天出然水蛭素纯品。

4. 我国现时中医临床能合法使用的水蛭共有四种：水蛭科动物蚂蟥（又称宽体金线蛭）、柳叶蚂蟥、水蛭（又称日本医蛭）、金边蚂蟥（又称菲水蛭）。其中前二种属于非吸血类水蛭，后二种为吸血类水蛭。

5. 1986 年召开的全国活血化瘀学术会上，水蛭被列入 35 种活血药之一，并划为最显著的 10 种药物行列。现代医学研究水蛭已近 30 年，从吸血类水蛭中提取了水蛭素，认为是水蛭对凝血酶产生抑制作用的主要元素。1986 年德国就开始用基因工程技术生产"重组水蛭素"（一种用人工合成的方法制造的药），1997 年"重组水蛭素"在德国上市。我国在 20 世纪 80 年代末也投入了大量的人力和物力研制，但到目前为止，国内没有上市"重组水蛭素"。因为"重组水蛭素"虽然在氨基酸排列顺序和结构上与天然水蛭素极其相似，但在第 63 位酪氨酸残基上未硫酸化，使其对凝血酶的抑制作用比天然水蛭素降低了 90%，同时容易产生出血等副作用。目前我国禁止重组水蛭素进口。

6. 近 30 年来对水蛭的研究结果表明，水蛭没有任何毒性。吸血类水蛭中的水蛭素是目前世界上发现天然物质中作用最强、最有效、最安全的凝血酶抑制剂，是目前西药中临床常用的肝素、阿司匹林不可比拟的。活体的水蛭其抗凝作用较干品强，头部比体部抗凝作用强。

7. 我国目前合法使用的水蛭分布在广西、广东、海南一带的属于吸血类的水蛭（金边蚂蟥，又称菲水蛭，体内含有水蛭素），还有分布在湖北、安徽、江苏一带的属于非吸血类的水蛭（柳叶蚂蟥和宽体金线蚂蟥）。上海用水蛭，认

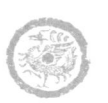

为小者为优。

研究结果表明：吸血类水蛭体内含有水蛭素，起到"活血化瘀"，即现代医学所说的对凝血酶有抑制作用。然而非吸血类水蛭体内不含有水蛭素和抗凝血酶物质，但它同样有活血化瘀作用，到目前尚未明确是何种成分发挥药效。这就揭示了用现代医学方法研究中药，有它的局限性，不能完全揭示中药的药理作用，其研究结果也不能完全阐明中药原本的作用。这足以说明水蛭一药具有化瘀血的作用，并非仅仅是其中所含的水蛭素。研究结果显示，水蛭可用于治疗多种瘀血所致的各种疾病。现代医学研究结果表明，水蛭素是迄今世界上所发现物质中最强、最有效、最安全的天然凝血酶特异性抑制剂……对人类心脑血管疾病，尤其是脑血栓等血栓性病变有特效。世界医学界对天然水蛭素防止人类脑血管病疗效是公认的，其防治效果是任何物质包括目前临床上常用的肝素和阿司匹林无法比拟的。作用主要如下：

1. 治疗脑梗死。

2. 治疗脑出血后继发的损伤（指脑出血后引发血肿周围组织的损伤，包括脑出血后局部周围组织）（抑制脑出血后脑水肿作用）。

3. 治疗心肌梗死和 UA（不稳定型心绞痛）。

4. 防治急性冠状动脉综合征［ACS，以冠状动脉粥样硬化斑块破裂或糜烂而继发完全或不完全闭塞性血栓形成为病理基础的一组临床综合征，其临床表现为完全无症状、UA（不稳定性心绞痛）、急性心肌梗死或心源性猝死］。

5. 改善血液高凝状态［冠心病、糖尿病、恶性肿瘤、高血压、尿毒症、肾病综合征、DIC（急性弥漫性血管内凝血）］。

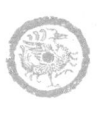

6. 预防血管成形术后血管的再闭塞，以及外科手术后的血栓形成。

7. 抗肿瘤作用（对肝癌细胞、结肠癌细胞、宫颈癌细胞、舌鳞癌细胞、胃癌细胞、肺癌细胞的增殖有抑制作用）。

8. 降脂、改善血液流变学指标作用。单从降脂作用而论，非吸血类水蛭较吸血类水蛭强。

9. 凡中医辨证与瘀血有关的各种疾病均在应用范围中。如糖尿病、慢性肾病、前列腺增生、代偿期的肝硬化（包括肝癌切除术后残留的代偿期的结节性肝硬化）、痛经、子宫肌瘤、子宫内膜增生、乳腺增生、阿尔茨海默病等诸病。

10. 对输卵管炎性阻塞有明显的治疗作用。改善肾功能，保护心肌和动脉内皮细胞作用。

11. 凡是正在出血或有出血倾向的病人（如孕妇、胃肠出血、脑出血等），慎用！古为今用，还要洋为中用。现代医学研究了 30 年，认为水蛭无毒，不伤人正气，在用量上应如何掌握呢？以广西菲水蛭为例，自然晒干品每个 4 克左右，冷冻干品每个 12 克。按张仲景在抵当汤中使用水蛭量为 30 个计算，自然干燥品应是 120 克、冷冻干品应是 360 克。吴志军、于立华二人在"菲水蛭成分与急性毒性试验研究"（中成药，2006，28（11）：198-200）一文中指出："按成人（50 千克）一次性服用菲水蛭冻干粉 500 克都是安全的。"医圣仲景在抵当汤中用水蛭量是 30 个这是铁的事实。《中国药典》规定水蛭最多用到 6 克，这是个极大错误。显然这和仲景用量的差距太大了。我在临床上用生水蛭，成人量为 10 克，这个量是非常保守的，是非常违心的，是无可奈何之举，因为超过 6 克就要签字。可以断定，如果遵照

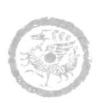

医圣仲景之法，水蛭用到 30 个的量，其疗效会更好！呼吁中医药界解放水蛭的临床应用量！

抵当汤中还有虻虫，仲景原方中用虻虫也是 30 个，而现今《中国药典》规定用量最多为 3 克，也差距太大了。我在临床使用抵当汤时常常舍去虻虫不用，大概是受张锡纯先生在论述理冲丸下注有"水蛭有用而虻虫无用"的影响（见《医学衷中参西录》），而用䗪虫 10 克代替虻虫，兼取大黄䗪虫丸之义。张锡纯指出："水蛭但破瘀血而不伤新血"，"其破瘀血乃此物之良能，非其猛烈也……其破血之力独优也……最宜生用"。

瘀血病证也分寒热，抵当汤适用于治疗瘀热在血的血瘀之证。目前临证中瘀血病证属瘀热或瘀热夹痰湿者多。抵当汤中的大黄在应用时要注意剂量不可过大，成人用量一般在 6～9 克足矣。倘若遇到脾胃虚寒之人可减至 3 克或选酒军，或配伍健脾药或理中汤用之，以防腹泻。如果偶见虚寒性瘀血证或血虚寒凝者，舌淡嫩而质暗有瘀，脉弦迟者，可用抵当汤，大黄改为酒军，加当归、川芎、桂枝之品，或改用当归四逆汤（见《伤寒论》厥阴病篇）与抵当汤相合，随证加减，取温化活血法治之（当归四逆汤非为四逆汤加当归，而是桂枝、芍药、细辛、当归、通草、大枣、炙甘草组成）。

抵当汤已成为我目前临床中最常用方之一，在临床使用中，我常常是与其他方药相伍而组成合方，加减变化。气虚者合四君子汤；血虚者合四物汤；有痰热者与温胆汤相伍；有水气者与苓桂术甘汤相伍；有水饮者则加行气利水之品；用于调治瘀血性月经病时常与逍遥散相合；兼阴虚者加用养阴药，治脑梗等疾病常与血府逐瘀汤相合；肝胆郁热者配丹

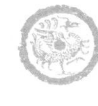

栀逍遥散；肝胆湿热者配龙胆泻肝汤；下肢湿热者配加味苍柏散；治疗冠心病、心肌供血不足者常与冠心二号（红花、赤芍、丹参、川芎、降真香）相合……随病情加减用之。

以上所言，是个人管见所及，虽为点滴经验，学识待丰，但也不敢私为，愿公之于众，与同道共勉，恐有不当之处，敬希同仁斧正。

【附：对水蛭认识的误区】

1. 所有水蛭均可药用。错！目前我国法定允许用于临床药用水蛭只有四种（见前）。

2. 认为水蛭只有吸血的（广西、广东、海南一代），或认为只有非吸血的（湖北、安徽、江苏一代）。错！所有的水蛭分二类，一类吸血，一类不吸血。

3. 水蛭就是蚂蟥。错！水蛭是环节动物门蛭纲动物的总称，其中包括蚂蟥。

4. 将水蛭切多段后会生多条水蛭。错！只有带有生殖器的那一段可再生成水蛭。

5. 吸血水蛭服后长多条水蛭。错！

6. 吸血类水蛭的活血化瘀作用是因为含有水蛭素，非吸血类水蛭不含有水蛭素，但同样具有化瘀活血之功能，其成分没有研究出来。这说明用现代研究西药的方法来研究中药尚有一定局限性，还不能完全揭示中药的奥秘。

7. 重组水蛭素可替代天然水蛭素。错！其理见前。

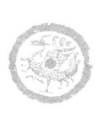

论普济消毒饮在临床中的应用

"中国医药学是一个伟大的宝库，应当努力发掘，加以提高"，这是 1958 年世界级的伟人，我们的伟大领袖毛泽东主席对中医药事业科学的、精准的、高度概括性论述。这句话应当成为当今的所有从事中医药事业的人的指南针。

对中医药这一伟大宝库如何努力发掘，加以提高呢？我个人认为，作为现代的中医人，对临床上常用的每一味中药和常用的每一个方剂，一方一药地加以朔本求源，仔细地追求每味中药和方剂的原始出处和原始论述内容。你会发现其学术内容和学术价值大大超过中医药大学统编《中药学》和《方剂学》中的有关内容，并可从中获益颇多，不失为学习中医的一种好方法。现将我个人对普济消毒饮一方追溯性的学习过程，以及对该方在临床应用上的点滴体会，与同道分享、不敢私藏，有不妥之处，敬请同仁批评斧正。

举凡中医临床工作者，都知道普济消毒饮系金元时期脾胃派大家李东垣先生所创，用于治疗当时流行的一种"大头天行"（又称"大头瘟"）的温疫时毒病。如今中医界常用此方治疗病毒性腮腺炎（中医称"痄腮"），效果甚好，尤于西药。我在早年大学本科学习时，讲方剂学的老师在讲该方时就是这样教给我们的，至今已过去 50 余年了，在临床中我始终这样应用普济消毒饮。前几年我开始追溯该方的原始出处和原文内容，读到 1979 版的全国统一教材《方剂学》

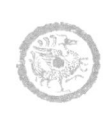

（上海科学技术出版社出版、广州中医学院主编）时，书中提示此方是"录自《医方集解》"。于是我就查阅清代汪昂所著《医方集解》（1959 年第 1 版、1963 年第 5 版印刷、上海科学技术出版社出版），该书在论述普济消毒饮结尾时用小字指出"然十书无此方，见于准绳"（十书是指李东垣所著的十本医书，包括《脾胃论》《内外伤辩惑论》《伤寒会要》《兰室秘藏》《医学法门》等；"准绳"是指明朝王肯堂所著的《证治准绳》）。于是我又查《证治准绳》，该书共六册，在第一册杂病部分找到了此方，方中无分量，也没说明此方的出处。后来在高等医药院校教材《方剂学》（主编许济群、副主编王绵之、上海科学技术出版社 1985 年 1 版、1993 年 10 次印刷）一书中查到此方，书中明确指出："此方出自《东垣试效方》，录自《普济方》"。至此可以知道，凡载有该方的方剂书的作者都没有看到这个方的原始出处，都是从其他书中转录而来，实在令人遗憾！这在一定程度上也反映了中医学术中的不严谨性。但可喜可贺的是，后者明确地告诉我们普济消毒饮出自李东垣的《东垣试效方》一书。我个人的书房没有此书，去图书馆没有借到，万般无奈之下，我向平时随诊的年青同志蒋静求助，终于在网上购得《东垣试效方》一书，并一次购四本，三本赠予当时身边随诊学习的同志们。

　　《东垣试效方》一书，是李东垣先生晚年时将自己的临床效方整理后，委托其弟子罗天益出版而成。我在《东垣试效方·卷九·杂方门·时毒治验》找到了普济消毒饮。李东垣所创的这个方原名为"普济消毒饮子"。东垣先生子在书中详细地描述了当时在"泰和二年……时四月，民多疫疠，

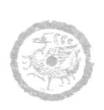

初觉憎寒体重，次传头面肿盛，目不能开，上喘，咽喉不利，舌干口燥，俗云大头天行，亲戚不相访问，如染之，多不救……医以承气加蓝根下之……终莫能愈，渐至危笃。或曰李明之存心于医，可请治之……遂处方……服尽良愈。……凡他所有病者，皆书方以贴之，全活甚众。时人皆曰，此方天人所制，遂刻于石，以传永久。普济消毒饮子"。

读毕此段内容，余思之良久，现代《方剂学》在论述此方时，仅言现时用之治流行性腮腺炎和面部丹毒，大失李东垣先生之原意，大大局限了该方的应用。东垣所创普济消毒饮所治之证，概括起来就是原文中的八个字"头面肿盛"、"咽喉不利"。若用中医临床思维来进行定位、定性，那就是凡属病位在头颈部的各种肿物、肿块、肿毒，病性属于实热或温热时毒之病者，皆可适用之。这就是我在研读东垣的有关普济消毒饮的原文后得出的结论和心得体会，或许可称为对该方的发现和挖掘吧。自此以后，我在临床中运用普济消毒饮治疗的疾病，就不局限于腮腺炎了。应用范围扩大了。疗效甚好，收益颇多，不敢私为，现将我在临床中应用普济消毒饮所治诸病，举例如下，与同道共享、共勉。

病例一 浸润性嗜酸性细胞肉芽肿（西医病名）、无名肿毒（中医病名）。患儿商某某，山东荷泽人，2015年1月10日由其父带来门诊就医。其父代诉病情如下：孩子右耳前上方长了肿物，在荷泽地区医院和北京解放军总医院行脑核磁检查，均诊断为"浸润性嗜酸性细胞肉芽肿"，此病属癌前病变。现代医学认为，浸润性嗜酸性细胞肉芽肿用药物治疗无济于事，必须手术，但手术有风险和后遗症，故转来求治于中医。随即拿出解放军总院所做的颅核磁片，片子显

论普济消毒饮在临床中的应用

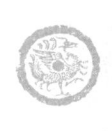

示：孩子肿物部位的颅骨已缺失了将近 2.0 厘米左右、肿物与脑组织只有脑膜相隔，足见该肿物的浸润性。余查询患儿，面部虚浮臃肿，面色潮红而暗，精神呆滞，右耳前上方肿物高出皮肤约 1.5 厘米、范围大约有 4 厘米×4 厘米左右，呈漫肿形，表面不光滑，触之有痛感，局部皮肤温度有热感。患儿素日嗜食鱼肉海鲜、膨化食品、甜食和各种饮料。舌白腻，尖有红点，脉滑数。遂当即告诉其家长，中医对此病诊为"无名肿毒"，乃因饮食不节，嗜食肥甘厚味所致湿热内盛，久而郁结成肿毒，上泛于头。采用清热、解毒、祛湿、散郁之法治之，选用普济消毒饮加升降散（杨栗山《伤寒瘟疫条辨》）加味，其方如下：黄芩 9 克，川黄连 6 克，牛蒡子 9 克，玄参 15 克，生甘草 6 克，桔梗 9 克，板蓝根 15 克，升麻 9 克，柴胡 9 克，马勃 6 克，连翘 9 克，陈皮 6 克，薄荷 6 克（后下），白僵蚕 9 克，生川军 6 克，片姜黄 9 克，蝉衣 9 克，鱼腥草 30 克，北豆根 30 克，双花 30 克，公英 20 克，生苡仁 30 克。水煎，日一剂，分二次温服。嘱其患儿及家长，一定要忌口：忌鱼肉海鲜、甜食油腻、辛辣品、各种饮料、水果（助湿热之邪）、滋补品等。饮食宜清淡素食、防止剧烈运动和外伤。患儿服完七副药后，其颅核磁片显示病灶处原缺失的两厘米左右的颅骨已长出好多，仅存 2 毫米左右的小缝隙。继投原方七副。患儿服药十四剂后，余 2015 年 1 月 27 日复诊时，患儿父亲又拿患儿脑核磁片，显示颅骨已完全修复，患儿面色潮红及面虚浮臃肿已无，右耳前上方肿物已消失，患儿无任何不适。效不更方，继续原方治疗 2 周。2015 年 2 月 13 日复诊时，患儿父亲告知孩子原肿物消失了，但在右头额角处又出现一新肿

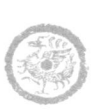

块，大小如成人拇指大，高出皮肤、有触痛，因而心中慌恐万分。余告知这恰恰反映了该病的特点——呈浸润性，所以又发出新肿块。查其舌仍腻、脉滑数，仍本湿热兼瘀毒治之，投原方加减治之。2015年2月20日患儿复诊时，新的肿块已完全消退，无任何不适。因本病已属湿热蕴结成毒瘤性质，不敢停药，仍以原方随证加减，以除其病根。直至2015年6月15日，患儿之舌、脉已无异常，嘱咐其去医院再做脑部核磁检查，结果显示脑部一切正常，肿物已完全治愈，当时做脑核磁的医生向患儿家长说："纯中药治愈了这种病，这简直是天方夜谭！"我想这也是对中医的一种赞许吧。

通过本病例，应该认识到中医在某些病种上具有明显的优势，诸如痛风、过敏性鼻炎、过敏性哮喘、过敏性紫癜等病疗效可靠，这是我几十年临床的感悟。但不能因此而谓中医好于西医。世界上各种医学都不是万能的，各有优势又各有不足之处，应当互补才为上策。所以我提倡中医好西医也好，中西互补更好，有朝一日能做到中西医有机地结合在一起那就最好啦！屠呦呦能领导团队用青蒿素治疟疾而获得诺贝尔奖，就是从葛洪的抱朴子《肘后方》中得到启发而获得成功。这就告诫我们或提醒中医人，要认真读古医书，尤其是有价值的含金量高的中医医书，大能开拓视野，增长智慧，提高技艺，这是治学中医的重要方法之一，也是传承中医和发展中医事业的重要手段。

病例二 颌下腺炎。孙某，女，38岁，北京人，2013年7月27日初诊。自诉四天前因左颌下肿痛难忍而在北京口腔医院就诊，被诊断为"左颌下腺结石并颌下腺炎"，同

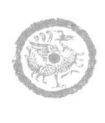

时伴有咽喉疼痛。余查之,该患左颌下部肿如小半根油条大,皮肤微红,舌黄腻尖边红、脉弦滑数。辨为热毒挟湿,久而兼郁。投普济消毒饮五剂,痛止而肿消过半,二十四剂后痊愈停药。三年后,于 2016 年 12 年 19 日,该患因恼怒后饮酒,其病复发,左下颌肿痛难忍,难以开口进食,并且口中不断流出许多黏稠而臭秽的分泌物,需频频用纸巾擦,查其舌黄质暗、脉弦滑数。投以普济消毒饮加莪术 10 克,片姜黄 12 克,芦根 30 克,生薏米 30 克,以增强祛湿化瘀之力、兼顾久病入络之势。二十一剂药后肿消痛止,病愈停药。

病例三 腺样体肥大。患儿谢某,男,5 岁,家住北京朝阳区石佛营,2015 年 12 月 26 日由其姥爷带来门诊就医,代述病情如下:孩子夜间"打呼噜"甚剧,张着口喘气、呼吸困难,鼻塞不通,曾去北京同仁医院诊治,诊断为"腺样体肥大",建议手术切除。但因其邻居小孩患此病手术后复发,因而该患儿家长拒绝手术,前来门诊用中医药治疗。查询患儿,便干而臭秽,经常鼻衄、嗜食羊肉串、干果、甜食和各种饮料,舌苔白腻尖红、脉滑数。余断为饮食不节,湿热内蕴,上泛于鼻。投普济消毒饮加鱼腥草 30 克,北豆根 30 克,水煎,日一剂,分早、中、晚三次温服。嘱其忌鱼肉海鲜、辛辣及甜食、水果等,共服四十三剂而愈。此方治腺样体肥大多人,均愈,但必须忌口,其中有一位是 42 岁成年男性患者,可见腺样体肥大病儿至 6 岁后自行消退之说也不准确。

病例四 急性喉炎。患儿康某,男,8 岁,家住北京西城红莲北里,2016 年 1 月 2 日初诊,其母代诉病情如下:患

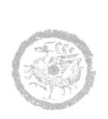

儿咳嗽甚剧，时时喘不上气，有憋死之感，伴发热，已5天，体温在39.2℃～39.8℃之间。曾于某院儿科诊为急性喉炎，因对抗菌药物过敏，遂来中医就诊。余查其舌白腻罩黄，脉滑数，唇红便干，有口气秽。遂诊为热邪蕴结于上，投以普济消毒饮合升降散，再加鱼腥草30克，北豆根30克，芦根30克。四剂，水煎服，日一剂，分三次温服。嘱其清淡饮食、忌辛辣和油腻及甜食。2016年1月6日，药后热退，仅偶有微咳，改投余之咳喘一号，四剂而愈。该患儿于病愈10天后发生双耳炎而前来就诊，余仍投普济消毒饮加龙胆草10克，公英20克，地丁10克。四剂，病愈。共服十二剂而愈。

病例五　右下颌肿物（右下颌骨成釉细胞癌术后）。患者马某，男，43岁，北京铁路局干部。首诊于2017年6月27日。主诉病情如下：2016年10月口腔内右下牙龈肿痛，反复发作，至2016年11月切开放脓、反复7次。到2017年2月末在该院把右下龈病灶处牙拔掉，并做病理，确诊为是恶性肿瘤——右下颌骨成釉细胞癌。遂于2017年3月在北大口腔医院做手术切除右下颌骨7厘米，并取左腿腓骨做添补术。术后放疗29次，于2017年6月10日结束。但患者右脸下半部及右下颌骨手术切口处红、肿、痛；右侧面部和耳后皮肤和肌肉麻木僵硬，嘴张不开、进食困难，舌头不能屈伸、说话时吐字欠清，遂前来就诊于中医。余查之，该患的右下颌已畸形，红、肿明显，其色紫暗，触之坚硬、有触痛。舌黄腻，脉弦滑数。辨证为热毒为主挟有湿邪。因其病灶在头颈部，遂取普济消毒饮加鱼腥草30克，北豆根30克，土茯苓30克，莪术10克治之。见效后又在方中加入穿

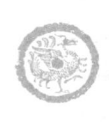

山甲 10 克，皂刺 10 克治之，红肿渐消，并于 2017 年 9 月 12 日（治疗两个月左右），右下颌溃破，流出干涸的脓液约半个乒乓球之多。余又于方中加入生黄芪，溃脓之处愈合完好，直至 2018 年 1 月 30 日病灶红肿全消，皮色恢复正常，触之尚有硬感，系手术后瘢痕所致，口张开正常，舌头灵活自如。舌苔尚见薄黄腻尖红，脉弦滑数，病人尚时有黄涕、黄痰，投以清肺化痰之品以善其后。

仅举近期临床资料完整的五个病例，以抛砖引玉之用。但可通过以上病例，体会如下几点：

一、李东垣先生的普济消毒饮不仅仅可以治疗腮腺炎，举凡头颈部、面部的各种肿物，从中医角度辨证为邪热毒火所致者，大可用之而效，即东垣先生所说"头面肿盛，咽喉不利"是也。从以上病例，不难看出，一方可治多病，是异病同治的体现，异在症状和病名上，同在病机上。如治疗风温在表的常用效方银翘散，即可治温热浸于表、病位在皮毛的外感风温表证，同时也可以用银翘散随证加减来治疗麻疹初期、猩红热等，属热邪侵犯皮表的诸证。再如：加味苍柏散原方用于治疗湿热脚气的，我们大可以用此方治疗病位在膝至足的，病性属于湿热为患的各种病证，如丹毒、痛风、过敏性紫癜等病，收效甚捷。凡病变部位相近，病因病性相同，大可一方通治，随证略加减。此理，非仅限于普济消毒饮，诸方皆如此。

二、"经方"好、"时方"也好。经方是源，时方是流，只有源流结合才能更好地服务于病人。万不可按"经方"独尊而轻视时方，更不要搞所谓的"经方派"、"时方派"，所有的中医人统属一派，那就是医圣仲景所创立的辨证论治派。

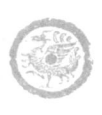

三、现实的中医人，我们应该清醒地认识到，我们该自强了，该努力认真地学习，提高自己的临床技能。我的体会是：张仲景在《伤寒论》自序中提到的"勤求古训，博采众方"八个字，实际是仲景成为医圣的治学法宝，同时也是我们现代中医人的治学法宝，我们理应遵循之、效仿之，然后纳诸家之长、活学活用。

四、我们每个中医临床工作者，所用的理、法、方、药大多数都来源于古人，受育于学校之培养和老师的指点。每个中医人都有这样或那样的经验，这些经验来之不易，它饱含着几千年的医学积累和结晶，也包涵着个人的心血和努力。但是，我们没有理由把这些经验和体会作为自己的私有财产，我们应当把自己的临床经验和心得体会毫无保留地传播开来，传给后学，经验共享。古人做到了、神农做到了、伊尹做到了、医圣张仲景做到了……我们现在的中医人都应努力为之，只有这样，中医事业才能得到更好的发展和提高。

以上所言，恐非皆是，望同志们指正。

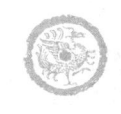

外感发热——湿温证（三仁汤证）

刘某某，男，43 岁，解放军总政治部领导。

因高热不退住院于解放军总医院 301 高干病房，体温在 39.3℃～40.1℃ 之间，查体所见白细胞 17500，中性偏高，经多日治疗，方法用尽而高热不退已 13 天，无奈之下，院方医生给病人做了"骨穿"和"肌肉活检"，均无异常发现。遂于 1998 年 12 月 25 日下午，余之友人包学敏（解放军总参谋部首长秘书）邀请余为刘某诊治。

余到病房，病人见余后开口就直言不讳地说："我从来没看过中医，也没吃过中药。"刘某继之又告之余，他全身酸楚疼痛万分，并以手示之千万不要碰触他身体。余询知该病发于会餐之后，酒后汗出着凉而发烧，其热每于下午有略微升高的规律。虽多日发热而口不渴，便稀溏，日三四次，身有潮乎乎的汗出，虽汗出而热不退，连盖一薄薄的床单都觉得身触痛难忍。余查其舌苔白厚腻，脉弦细而濡数。

【病名诊断】 湿热证（中医病因诊断）。

【中医辨证】 外感风寒，内有湿热，邪从湿化热。

【中医治则】 芳香化湿、苦温燥湿、淡渗利湿。

【中医处方用药】 三仁汤加味。

| 杏仁 9克 | 白蔻仁 6克 | 生苡仁 30克 | 厚朴 9克 |
| 清半夏 12克 | 白通草 6克 | 飞滑石末 30克(包) | 竹叶 6克 |

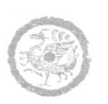

霍香 3 克(后下)　　蝉衣 10 克　　薄荷 6 克(后下)　　　芦根 30 克
茯苓 30 克

【煎服方法及注意事项】

三剂，水煎服。每剂煎两次，每次取汁 200 毫升左右，两次共取汁 400 毫升，混合后分开，每次服 200 毫升。嘱其每隔两小时服药一次，直至热退为止。

【治疗经过和疗效】

翌日晨，友人包学敏电话告之，昨日晚八点至今晨已服 4 次药，体温已正常。余告之将所余两次药服完，半日服 1 次，然后停药。病家喜出望外，自此该患与余结为挚友往来至今，并常常提及余对他有"救命之恩"，余回话告之，其言过誉，非余之恩，乃中医药之恩也。

【医话】

本案虽日久高热不退，病情严重，但余视之，抓住四点：一是虽高热不退多日，然而口不渴；二是病人身潮乎乎汗出而热不退；三是体温每于下午有增高之势；四是舌苔腻、脉濡细。

此乃三仁汤之脉证。中医格言有云"汗出不解，非风即湿"，此之谓也。

或许有人要问，三仁汤证属湿温证，多发于夏暑之季或阴雨连绵之暑期，此病人发病在冬寒之季，岂能用之？

须知三仁汤方出于吴鞠通所著《温病条辨》一书中，原文谓"头痛恶寒，身重疼痛，舌白不渴，脉弦细而濡，面色淡黄，胸闷不饥，午后身热，状若阴虚，病难速已，名曰湿温，汗之则神昏耳聋，甚则目瞑不欲言，下之则洞泄，润之则病深不解，三仁汤主之。长夏、深秋、冬日同法。"

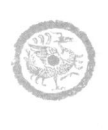

请注意句尾八字，乃是吴鞠通对后学的叮嘱之言。

湿热一证虽多见于长夏，然而在深秋、冬日等非湿重季节也有其证，不可拘泥于时节。

余临床数十年来，所用三仁汤退烧屡屡皆验，不可胜数。凡遇外感发热证而见口不渴、汗出而热不退，下午热甚于上午之势，舌苔白腻者，每喜用之而效。偶有苔黄腻而有口渴者，每于方中加生石膏末 30 克（先煎）、苍术 15 克而效。

又，余数十年体验，三仁汤所治之湿温证，多为素日过食肥甘厚味，贪酒嗜肉，或嗜滋补品之人，因饮食不节日久所致湿热内盛者。此类病人没有感受外邪亦可发生湿热病；若感受风寒之邪，则外邪每随体内湿热而从化。

凡湿热之病，当以治湿为主，湿去则热易除，即叶天士所言"湿去则热孤矣"。倘若以治热为主，过于寒凉，恐有冰伏病机之弊，湿不得化，热亦难除。

治湿之道，有内湿、外湿之分，有上、中、下三焦之别。上焦之湿，宜芳香化湿；中焦之湿，宜苦温燥湿；下焦之湿，宜淡渗利湿。三仁汤一方具有清化三焦湿热之良能，不可小视。

凡治外感发热之证，无论风、寒、暑、湿，用中药退热必须遵守每剂药分两次服，病人每隔两小时左右服一次药，直至热退为止，否则疗效不佳或无效。

此法乃是遵循医圣仲景为后人所创立的治太阳表病的服药方法（见《伤寒论》桂枝汤 12 条方后注文）。《黄帝内经》原文云："夫邪风之至、疾如风雨，故善治者，治皮毛，其次治肌肤，其次治筋脉，其次治六腑，其次治五脏。治五

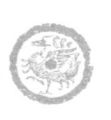
脏者，半死半生矣"。这段经文无疑是在告诫后人，治外邪所致之患，治疗用药越早越好，以免外邪由表入里，由浅入深。医圣仲景深得其意，特在《伤寒论》第 12 条桂枝汤方后注文中明言，服解表药一定要"半日许令三服尽"（即六小时内服三次药）。

此法仲景称之谓"药法"，即治外感病的服药法则，今人常常将其忽视，导致很多中医临床治外感发热效果不佳。望临床同仁切记，凡治外感表证，一定遵仲景之法而行，疗效甚好。

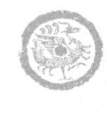

外感发热（柴葛解肌汤证）

赵某某，男，45 岁，东北人，来京务工。

因感冒后发烧、咽痛，在住地社区医院接受治疗三天，并静脉点滴抗生素，发热不退。其弟为北京国医堂中医医院院长，遂带该患来余门诊就医。

余查询后得知，该患自觉着凉感冒后发烧伴咽痛，体温在 39.5℃～39.7℃之间，白细胞升高到 13800，经治无效。现仍恶寒怕冷，头身疼痛，鼻塞不通而流涕，咽痛口渴，晨起口苦口干明显，小便黄。

余观其舌苔白，舌尖赤，脉弦滑数。

【**病名诊断**】外感发热。

【**中医辨证**】外感风寒不解，已渐转少阳、阳明，并有化热之势。

【**中医治则**】外散太阳风寒，兼清解少阳和阳明之邪热。

【**中医处方用药**】柴葛解肌汤加减。

柴胡 12 克	葛根 12 克	黄芩 10 克	桔梗 10 克
羌活 3 克	白芷 3 克	生石膏末 30 克（先下）	蝉衣 10 克
薄荷 6 克（后下）	连翘 10 克	芦根 30 克	大力子 10 克
生甘草 6 克			

【**煎服方法及注意事项**】

三剂，水煎服。每剂分两次服，每两小时左右服一次药，直至烧退为止。嘱其清淡饮食，避风寒，防过劳。

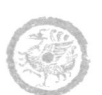

【治疗经过和疗效】

服药一次后，热已降至 38.3℃，服第二次药后热已全退，共服两剂，热退人安。

【医话】

余所用柴葛解肌汤，出自陶华所著《伤寒六节》中，非程钟龄所著《医学心悟》中之柴葛解肌汤。二方药物组成不同，不可不知。

陶华之柴葛解肌汤，用于外感后所致太阳、少阳、阳明三阳合病在经之证。本证即是此情：发热恶寒，头身疼痛，鼻塞流涕，此太阳风寒表邪未解；晨起口苦口干，乃表邪数日不解，传入少阳所致；口渴尿黄，阳明里热初成之兆，遂取柴葛解肌汤加减治之。

因其证已现里热，遂去生姜；去芍药和大枣，乃因其有敛邪之弊；去炙甘草而用生甘草，乃因炙甘草温中补虚，而生甘草清热泻火，更以生甘草与方中桔梗相合有仲景桔梗汤之义，解表之中兼顾咽痛；加蝉衣、薄荷、芦根、牛蒡子者，增其清透郁热之力耳；取生石膏并重用之，乃因生石膏清热之中又善解肌退热，与解表药相伍，既解太阳表邪又能兼清阳明里热。张锡纯先生在其所著《医学衷中参西录》中指出生石膏用于"外感而有实热者用之直胜金丹"。余临床中体验，生石膏实乃退外感而内有里热之良药，张锡纯先生所言，不欺吾也。

又，柴葛解肌汤一方，曾有人责之其用药过燥而偏温，余以为不然。

临床数十年，凡遇外感风寒多日发热不解，症见恶寒发热，头身疼痛，鼻塞流涕，口苦尿黄，舌脉有热象而舌不腻

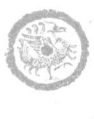

者，每喜用之而获效。

　　须指出，方中羌活、白芷用量不可重，重则果真偏燥偏温。

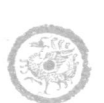

大医精诚万世师表

发热待查（湿温）

史某，女，62 岁，沈阳铁西人。

2000 年 11 月 19 日来余门诊就医，自诉发热已 1 年之久。病初在当地医院接受青霉素静脉点剂，800 万单位/日，体温从 39℃ 降至 37.3℃，停药 3 天后高热复现，改用先锋霉素和病毒唑等药物治疗，高热降至 37.3℃～37.5℃，停药后三天左右体温复升至 38.8℃～39.1℃，周而复始，如此反复而发热不除。

患者于 2000 年 2 月带"烧"来京，在北京某大医院诊治，多方面检查无异常发现，曾被怀疑"癌瘤"做妇科检查，内科也曾怀疑其患"淋巴癌"，然检查结果不支持，诊断无果。

于 2000 年 3 月末，患者因治疗无效，又回沈阳转服中药补肾（具体药物记不详）治疗月余，热仍不退。于 2000 年 6 月在当地医院住院治疗，仍无效。于 2000 年 9 月至 10 月间又开始出现高热 5～7 天（38.5℃ 以上），接着低热 3～4 天（37.3℃～37.5℃），再高热 5～7 天（38.5℃ 以上至 39.4℃），如此反复发热，周而复始。遂去沈阳中国医科大学附属第二医院就诊，怀疑"血癌"并做骨穿检查，无异常发现。

患者在治疗无望的情况下于 2000 年 11 月 17 日主动要求出院，来京治疗。

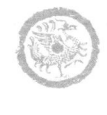

该患告诉余，如果此次治疗不效就放弃治疗，前往加拿大看望女儿后准备"了此残生"。

余仔细查询，得知该患者长期发烧不退 1 年左右，下午体温高于上午体温，自觉身体沉重，困倦无力，畏热喜凉，口渴喜冷饮，口舌干燥无津液，口渴程度严重，口舌干燥，来门诊看病时身上自带水供随时饮用，看病过程大约 15 分钟左右，患者喝水三次，每次一大杯。晨起口苦，大便稀溏而黏滞不爽。

验其舌苔黄腻，中有裂纹，舌体胖大，脉沉细而数。

【病名诊断】 西医诊断：发热待查；中医诊断：湿温。

【中医辨证】 少阳郁热兼阳明里热挟湿，湿热合邪发为湿温。

【中医治则】 清少阳和阳明气分邪热，兼化其湿邪。

【中医处方用药】 苍术白虎汤加味。

苍术 15 克　　　生石膏末 30 克（先下）　知母 9 克　　　生甘草 6 克

（加）柴胡 12 克　黄芩 9 克　　　　　　草果仁 6 克　芦根 30 克

【煎服方法及注意事项】

三剂，水煎服。每剂分两次服，每隔两小时服 1 次，直至热退为止。嘱其饮食清淡，保持良好心态，服药期间忌辛辣、油腻、各种保健品、营养品、水果饮料等。

【治疗经过和疗效】

2000 年 11 月 21 日，患者复诊，告之服药 1 剂后热已降至 37.5℃，晨口苦已无，当日夜间就没有口渴喝水现象，畏热现象亦基本消失。

余查其热虽降，但舌苔仍黄腻，脉仍沉细数，此乃少阳郁热已解，阳明邪热已减，而湿邪尚盛。

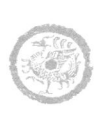

遂于原方中去生甘草和柴胡、黄芩，加清半夏 12 克，杏仁 9 克，白蔻仁 6 克，生苡仁 30 克，厚朴 12 克，白通草 6 克，飞滑石末 30 克（布包），竹叶 6 克，即苍术白虎汤合三仁汤之合方再加芦根、草果仁而成，欲增其化湿之力。

五剂，水煎服，日服一剂半，分早、中、晚三次温服，忌口同前。

2000 年 11 月 25 日，患者复诊时告之体温已降至 36.3℃～36.8℃ 之间，自觉身体已无沉重感，"轻松多了"，看病时已不带水，口舌已不干燥，口中已有津液。

余查其舌仍胖大，苔腻罩黄，脉沉弦细，较前有起色，知阳明里热已除，而湿邪尚存，改投三仁汤加茯苓 30 克。连服 10 剂，日服 1 剂，以善其后。患者于 2000 年 12 月 25 日来门诊告之前去加拿大看女儿，并送余锦旗一面以示感谢。

【医话】

该患发热不退 1 年左右，伴口渴引饮，单发热而不恶寒反恶热，显系阳明气分炽热之白虎汤证。然其舌苔黄腻，知阳明里热挟湿，方取苍术白虎汤治之而热退。

苍术白虎汤一方，在前五十年左右天津发生大脑炎时曾经显示其神功。西医认为大脑炎是一种传染病，当时中医对那次大脑炎认为是温疫，苍术白虎汤在那次的治疗战役中屡建奇功，充分说明苍术白虎汤运用恰当，对于治疗湿温病是具有重要价值的，不可轻视。

"一人得之谓之温，一方得之谓之疫"，无论"温"还是"疫"，只要是温热挟湿，舌苔黄腻而大渴引饮者，用之多效。

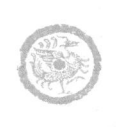

又，本案为湿温证或叫温热挟湿之证，在治疗中曾加入芦根30克。有人出于对芦根一药的习惯认识，认为芦根乃清热生津止渴之品，或许发问，芦根不可用于湿邪之证。

余以为不然。试看治疗肺痈的千金苇茎汤中就重用芦根，并以之为方名，可见其清热利湿和排脓之功。

温病大家叶天士曾明确地将芦根与滑石相提并论，"芦根、滑石之流"，认为是同类药，足见芦根有清热利湿之良能。

芦根不仅如此，并在清热利湿之同时，还具有透邪解表退热之功，细看吴鞠通之银翘散和桑菊饮二首名方中均有芦根，其义可鉴。

余在临床中，凡遇外感发热之证，属于风温，或原本风寒而已化热之证，均重用芦根于主方中，退外感发热每收良效，亦是学习叶天士和吴鞠通的经验之举。

大凡发热之证，热退则可停药，但对于挟湿之发热证，热退之后尚须坚持服药数日以善其后，方可停药。其理即在于湿为阴邪，重浊难除，常缠绵难愈，不易速已。

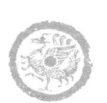

外感发热

韩某某，男，27岁，家住北京海淀区。

该患于2005年7月24日由其家人扶着来余门诊就医，家人代诉病情如下：患者于三天前晚餐后突然出现发烧和腹泻，遂去医院急诊，诊断为"胃肠型感冒"，给口服退烧药治疗，不料服药后热不退，于当日后半夜又去医院急诊，被医院留在"观察室"静脉点滴并配合口服药治疗，体温降至正常后能维持2～3小时，然后体温复升，经查血象白细胞1万3，中性粒细胞比也升高，又加用口服抗生素治疗，于7月23日在"观察室"治疗已近两天，体温仍在38.3℃～39.8℃之间波动，并且腹泻不止，日十余次之多，病情无明显好转，患者自己决定用中药治疗，来余门诊就医。

余仔细查询，得知该患发病当晚，餐中饮酒，餐后空调降温着凉而发病。其症状为发热、口渴、尿黄而少，大便为水样便，日十余次之多，但无腹痛，而肛门灼热而痛。

验看其舌苔黄，脉滑数有力。

【病名诊断】外感发热。

【中医辨证】饮食不节，胃肠积热，复感外邪，表里协热而利。

【中医治则】解表清里。

【中医处方用药】葛根芩连汤加味。

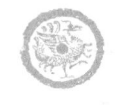

葛根 12克　　川黄连 9克　　黄芩 9克　　焦三仙各 10克

炙甘草 6克

【煎服方法及注意事项】

三剂，水煎服。每剂分两次服，因其发热，故令病人每隔两小时服药 1 次，直至热退为止。嘱其禁食辛辣、肥甘厚味及水果零食等，宜清淡饮食，糜粥为宜。

【治疗经过和疗效】

该患于三天后来余门诊，告之服药一次后体温就明显下降到 37.6℃，服两次药后热退身凉而安，其腹泻亦随之而止，为防其热复发，自己将三剂药全服完。

现因身体乏力，无食欲而来就诊，余查其舌苔黄、略腻，脉仍滑数。虽其热退身凉泻止，仍现脾湿胃热之象，遂投以清胃理脾汤（苍术、厚朴、陈皮、黄连、黄芩、生甘草）加炒三仙，三剂治之以收功。

【医话】

葛根芩连汤方出自《伤寒论》，为表里皆热的协热下利证而设。此方证与表里皆寒的桂枝人参汤（即理中汤加桂枝）证遥相呼应，寒热对证显明。

余在此之所以将此例病人记录下来，目的只有一个，那就是希望初学中医的同仁在临床应用葛根芩连汤时能抓住辨证要点：即外感发病、发热与腹泻同时出现，腹泻时伴有口渴灼肛，舌脉有热象。

葛根芩连汤证在《伤寒论》原文云："太阳病桂枝证，医反下之，利遂不止，脉促者，表未解也；喘而汗出者，葛根黄芩黄连汤主之。"

因为条文中有"喘而汗出"四字，于是初学者误以为

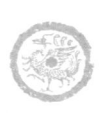

葛根芩连汤证是以喘而汗出为主症，这是大错特错了。

请记住，葛根芩连汤证原文中"利遂不止"才是该证的主症和画龙点睛之笔，是证情的着眼点，而"喘而汗出"四字，不是葛根芩连汤证之重证，只是在说明本证不仅是肠中有邪热而下利，同时在里之胃肠邪热还可因肺与大肠相表里，经脉相互络属之原因，其邪热上蒸于肺，可以出现喘而汗出。

此处之"喘而汗出"与肺热之麻杏石甘汤证之汗出而喘迥然有别，后者其热原本在肺，而葛根芩连汤证其热原本在肠。

临床上，在治疗外感性发热之病证中，葛根芩连汤证亦是常见证，医者不可不识。

在外感发热病证中，起病急，同时伴有明显的腹泻下利，发热与腹泻同时发生，病情同重，这种腹泻常无明显的腹痛，只是腹泻，或泻下如水，在治疗时，表里同治，葛根芩连汤一方投之即效，热除泻止，收效甚捷。

余用此方治疗的该证病人中，最小者为8个月婴儿，最长者为86岁老翁，皆一二剂而愈。

为此，特提醒医者，在治疗外感发热的病人时，不要忘记有一种外感发热，其发热与腹泻同时发生，症情同样重，见其口渴灼肛，舌脉有热者，不可忘记葛根芩连汤一方，既解其表，又清其里，实为不可多得之良方。

或许有人发问，本例病人的病史中是酒后空调降温着凉而发病，既然是着凉了，为何认为是表热，而不是表寒呢？

殊不知，在外感病着凉感寒的病人中，当他到门诊来就医时，大多数病人都会因为素日体内有热而使表寒从里热而

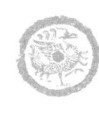

化，即《医宗金鉴·伤寒心法要诀》开篇所言"六经为病尽伤寒，气同病异岂期然，推其形脏原非一，因从类化固多端，明诸水火相胜义，化寒变热理何难"。

本例病人虽是酒后感寒，但其表寒随其体内的蕴热而从热化，变为表热，其病人表现是以发热为主，而非表现为恶寒，这是表寒化热之明证，口渴舌黄更是其内里有热之有力佐证。

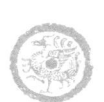

咳　嗽

　　仇某某，男，18 岁，北京人，朝阳区东大桥陈经伦中学学生。初诊时间为 2014 年 3 月 15 日。患者自诉咳嗽，咳痰黄稠带腥味，鼻塞流黄涕，已有月余，曾口服头孢抗生素片剂治疗两周而无明显效果，后去某医院诊为"慢性支气管炎合并感染"，接受静脉点滴抗生素治疗三天，病情仍无改善，遂来余之门诊。

　　余查询得知，患者于 9 年前因肺炎接受抗生素治疗近一个月左右，之后常因感冒而反复引发咳喘，并经常自购抗生素片剂治疗。

　　观察病人鼻唇沟处有红色疱疹。验其舌苔黄厚腻，舌质尖边红赤，脉弦滑而数。

　　【病名诊断】 咳嗽（中医病名）；慢性支气管炎合并感染。

　　【中医辨证】 痰热壅肺。

　　【中医治则】 清肺化痰止咳。

　　【中医处方用药】 肺热咳喘方（自拟经验方）加味。

鱼腥草 40 克	生冬瓜仁 40 克（打）	生苡仁 40 克	杏仁 9 克
芦根 30 克	杷叶 9 克	瓜蒌皮 9 克	桑叶 9 克
桑白皮 9 克	桔梗 9 克	桃仁 9 克	
（加）生石膏末 30 克（先下）		浙贝 9 克	

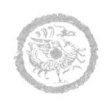

【煎服方法及注意事项】

十剂，水煎服。每剂分两次服，病人每日服一剂半，分早（早餐前一小时）、中（午餐后两小时）、晚（临睡前）各一次分温服之。

嘱其忌烟酒、辛辣、油腻、甜食饮料、滋补品等，宜清淡饮食、严防外感、防止过劳。

【治疗经过和疗效】

该患七天将药物服完，于 2014 年 3 月 22 日复诊，高兴地告之他的病"好多了"，咳嗽及黄稠痰已减过半，黄鼻涕已无。

余观其口唇疱疹已消，查其舌黄已减，苔尚腻，脉仍弦滑而数，遂效不更方，继投原方十剂，煎服同前法。

患者于 3 月 29 日复诊时告之其咳嗽已很轻微，黄痰已无，尚有少许白痰，余查其舌苔白，已无黄腻苔，舌尖尚有红点，脉弦滑但已不数，知其肺热已减而余邪未尽，遂于原方中减去生石膏，加法半夏 12 克，茯苓 30 克，化橘红 9克，继投十剂，煎服同前法。

患者于 4 月 5 日复诊时告之其咳已止，痰亦无，但余念其病程较久，舌苔仍白，脉弦滑，恐其"炉烟虽熄而灰中有火"，遂继投复诊之方七剂，日服一剂，以善其后。

【医话】

中医没有"气管"和"支气管"之词，而是将支气管和气管均归属于肺。

慢性支气管炎一病，为我国北方多发病和常见病，到目前为止，西医药治疗有一定困难，特别是对于一些久病之人，经常服用抗生素治疗者，每多产生对抗生素的耐药性，

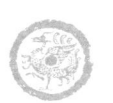

本例病人即属此类，故西药治疗效果不理想。

余自拟经验方——"肺热咳喘方"，是余积数十年临床经验结晶而成，用于治疗属于中医肺热咳喘证，收效甚好，附录于此，供医界同仁参考并斧正。

之所以名为"肺热咳喘方"，乃因本方不仅善治咳嗽，亦能治喘，特别是对于西医诊为过敏性哮喘者，投之亦效。

本方所治之咳喘，其病所赅甚广，举凡现代医学之急慢性气管炎、支气管炎、支气管扩张、细菌性肺炎、支原体肺炎、咳嗽性哮喘、支气管哮喘（或称过敏性哮喘）、喘息性气管炎、肺脓疡等呼吸系统疾病，症见咳痰黏稠，痰或黄或绿，舌苔白腻或黄腻，脉弦滑数有力，属中医之肺热咳喘者，投之甚效。

余于临床中治疗上述诸病，所愈不可胜计，疗效可靠。其加减法如下，供参考：伴有鼻塞不通者，加炒苍耳子和辛夷花各10克；咳痰黄或绿痰，或合并肺感染、或伴有发热者，加生石膏末30克（先下）；咳痰带血者，加黛蛤散9～12克（布包）；咳血量大者，再加藕节30克，白茅根30克，白芨12克；咳喘病久，有顽痰老痰者，加海蛤壳30克（先下）；痰量多者，加川贝、浙贝各6克；倘若病人肺中有热，而脾虚湿盛便溏者，加法半夏12克，茯苓30克，化橘红9克；兼见胸憋闷者，加葶苈子9克（布包）；大便干结者，加生川军6～9克，通其大便而泻肺中之邪热，乃釜底抽薪之法。要知肺与大肠表里相关，经脉相互络属（肺手太阴之脉起于中焦，下络大肠……上膈属肺）。故肺热咳喘之证若伴见大便干者，必于方中加入通便之药，肠中邪热一除，肺炎也易吸收，无论大人或小儿，此法均适用。

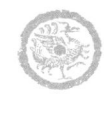

　　余所拟"肺热咳喘方",并非无源之水,乃是从治疗肺痈(西医称化脓性肺炎或脓胸)的苇茎汤加味而成。苇茎汤出于唐代孙真人《千金方》中,又见于《金匮要略·肺痿肺痈咳嗽病脉证并治篇》的附方中。学者一般认为此方是张仲景所创,而后被孙真人记述于《千金方》一书中。

　　苇茎汤治肺痈已被历史认证,十分珍贵,我们应将其记牢,药物不多,价格低廉,口感又好,疗效甚佳。余于方中加入个人临床经验用药,而成"肺热咳喘方",治疗肺热咳喘诸证,实属经方之活用,并非自创。

岐黄之术自有传承

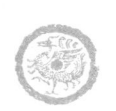
支气管扩张

刘某某，女，55岁，黑龙江省绥化市北林区人。2014年5月27日初诊。

自诉既往于40年前被医院诊断为"浸润型肺结核"；15年前在大连市某医院确诊为"纤维空洞型肺结核"，一年前复查肺结核灶已钙化；10年前在当地市第一医院确诊为"双肺支气管扩张，肺源性心脏病"。

夜不能平卧已3年，几乎每个月都要接受抗生素静脉点滴治疗，因产生抗生素耐药现象，加大剂量用药已两年余，本次发病后于5月7日在绥化市某医院做肺CT胸位检查，报告"左肺、右肺中下叶支气管扩张、继发感染"。

目前病情表现以咳血、咳黄绿痰为主，已半月余。

余查其舌苔黄腻，脉象弦滑。

【病名诊断】支气管扩张合并感染；中医病名：咳血。

【中医辨证】痰热壅肺，久病伤络。

【中医治则】清肺化痰、凉血止血。

【中医处方用药】肺热咳喘方（自拟经验方）加味。

鱼腥草 40 克	生冬瓜仁 40 克(打)	生苡仁 40 克	杏仁 9 克
芦根 30 克	杷叶 9 克	瓜蒌皮 9 克	桑叶 9 克
桑白皮 9 克	桔梗 9 克	桃仁 9 克	
(加)生石膏末 30 克(先下)		浙贝 9 克	法半夏 12 克
茯苓 30 克	化橘红 9 克	白芨 9 克(打碎)	

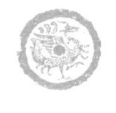

黛蛤散 12 克（布包）

【煎服方法及注意事项】

6 剂，水煎服。每剂分两次服，病人日服 1 剂半，早（餐前 1 小时）、中（午餐后两小时后）、晚（临睡前）各一次分温服之。嘱其忌辛辣、油腻、滋补品、烟酒、防劳防感冒，饮食清淡为宜。

【治疗经过和疗效】

患者于 5 月 30 日复诊，告之其绿痰已无，咳血已止，尚有黄痰。

余查其舌苔仍黄腻，脉弦滑，遂于原方中减去白芨、黛蛤散，加入海蛤壳 30 克（先下），以化其陈年顽痰。因患者来京看病路途遥远，遂带药 20 剂，煎服同前法。

患者于 6 月 14 日来诊，告之其黄痰已近无，痰量大减，"喘气好多了"，余验其舌苔已白腻，脉仍弦滑，知肺热已大减，遂于方中去生石膏，带药 20 剂，煎服同前法。

患者于 7 月 1 日复诊时，告之已无明显咳喘现象，"近来夜间已能平卧睡觉了"，当地医院胸位报告肺感染灶已无，余仍投以 6 月 14 日方，带药 15 剂，日服一剂，以善其后。

【医话】

本例病人应归入中医"咳血"证范畴，属肺中痰热日久，久病入络，"热伤阳络血上溢"所致。

经常应用抗生素治疗的久病咳喘之人，最易产生抗生素耐药现象，此类病人服用中药治疗有很好的疗效。

余所拟"肺热咳喘方"，适用于咳痰黏稠，或白或黄或绿，病人舌苔白腻或黄腻，脉象弦滑，证属中医肺中痰热者。

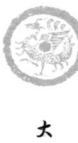

就目前而论，咳血一证，多见于气管炎、支气管扩张、肺炎、肺结核、肺癌等病人，个人体会，属实证热证者居多，属虚寒者少，在辨认时总以舌脉为主要依据。

附："白芨"，今人多写成"白及"，余认为不妥，"芨"与"及"虽同音异字，仍当遵《神农本草经》，写成"白芨"。

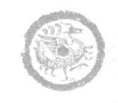

哮 喘

王某某，女，19 岁，外地来京打工青年。1990 年 8 月 5 日初诊。

患者自诉已患哮喘病 5 年之久，发作时胸闷气喘，张口抬肩，咳嗽痰多，每因感冒着凉或贪凉饮冷而发，曾被医院确诊为"慢性支气管炎、咳嗽性哮喘"。本次发作乃因暑热贪凉、空调凉风吹拂所致。

余仔细查询，得知咳喘发作时，咳痰清稀而出，不稠不黏，痰清凉如水。

视其舌苔白滑，舌质淡嫩，脉沉弦。

【病名诊断】哮喘。

【中医辨证】寒痰冷饮逆阻于肺，肺气不利而发哮喘。

【中医治则】温肺化饮，止咳定喘。

【中医处方用药】小青龙汤加减。

桂枝 9 克	白芍 9 克	干姜 9 克	细辛 6 克
法半夏 12 克	五味子 6 克	炙甘草 6 克	（加）茯苓 30 克
化橘红 9 克	杏仁 9 克		

【煎服方法及注意事项】

七剂，水煎服。每剂分两次服，日服一剂半，早、中、晚分温服之。嘱其忌生冷黏腻及难消化食品，防止着凉。

【治疗经过和疗效】

本例病人的治疗在开始时曾走了一段弯路。初诊时余以

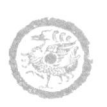

为患者年轻体壮，没有仔细辨认证情，误投定喘汤治之，患者服药后在复诊时告之其病无任何改善，但在无意中陈述说："如果我想要喝水了，我的病就快好了。"

余对此语思之良久，忽有所悟，此病人正是小青龙汤证无疑。

医圣张仲景在《伤寒论》第 40 条论述小青龙汤证情，紧接着在第 41 条就描述服用小青龙汤后的病情表现："服汤已渴者，此寒去欲解也，小青龙汤主之。"这就清楚地告诉后学，小青龙汤证所治之咳喘是寒痰冷饮所致，故病人不想喝水，口不渴，一旦服用小青龙汤后，其寒痰冷饮得以温化，则病人不但咳喘止，有时也会像正常人一样，想喝点水。

由此折射出寒痰冷饮的小青龙汤证之咳喘，病人本来是口不渴的，不想喝水者。换言之，不想喝水，口不渴，这是小青龙汤证的病证特点之一，也是辨认小青龙汤证情的一个有力佐证。

余遂于二诊时改投小青龙汤治之，遵仲景用小青龙汤之加减法，治喘时去麻黄，加入杏仁，更于方中加入茯苓、化橘红二药，与原方中半夏和炙甘草相伍，以奏二陈汤之功力，自称"青龙二陈汤"。

除余所料，患者服用七剂小青龙汤后，再诊时咳喘皆平，多年来大量稀痰顿时一扫而光。

余虑其病久，恐其寒痰冷饮复生，改投以苓桂术甘汤合二陈汤合方，继投十剂以善其后。该患于 2006 年因怀孕后腹痛前来门诊就医，得知其咳喘无发。

【医话】

余临床数十年，习用自制经验方"肺热咳喘方"治疗咳痰黏稠，或黄或绿，舌苔白腻或黄腻，脉滑数之咳喘属痰热者，收效甚好。

而对于咳喘之人，见咳痰清稀如水，不稠不黏，舌脉无热象者，多以小青龙汤合二陈汤（余自名为"青龙二陈汤"）治之，继以苓桂术甘汤合二陈汤（余自名为"苓桂二陈汤"），善其后，屡用屡验。

小青龙汤乃仲景之方，其加减法中明言"若喘，去麻黄，加杏仁"。此理常令人难明，因为麻黄本有平喘之功，仲景为何在用小青龙汤治喘时偏偏去掉能平喘之麻黄而加杏仁呢？

其理就在于小青龙汤所致之喘乃寒痰冷饮逆阻于肺所致，其寒与饮多为"心下有水气"（简称"内饮"），外受表寒袭肺（简称"外寒"），外寒与内饮相合为患，致使肺气逆而喘作，所谓"水寒射肺"。

麻黄一药，其性辛温，偏于升散，对于气逆之喘咳不宜；而杏仁一药，偏于下气定喘，故宜于小青龙汤证之喘。一药更易之举，足见医圣组方用药之严谨。

现时在中医界，颇为流传着这样一句话"细辛不过钱，过钱赛红矾"。

余早年大学时代学习中医药时，老师就是这样讲的：细辛有毒，不可多用，用则不可过钱，过用了其毒性类比剧毒药红矾（又称"砒霜"）。

但是在医圣张仲景的《伤寒论》和《金匮要略》中，小青龙汤、麻黄附子细辛汤、桂枝去芍加麻黄附子细辛汤、当归四逆汤等诸多方中，其细辛用量均为三两，约达今之三钱之多。

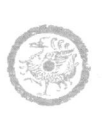

这就出现了一个针锋相对的而又必须解决的矛盾——是医圣仲景犯了错误，其细辛用量过多，还是后人"细辛不过钱"之说有误？余为此而溯本求源，终于找到了答案：原来今人习以成俗地认为"细辛不过钱"之说，出自于宋朝元祐年间闽中人陈承之笔。陈氏在其所著《重广补注神农本草经》中提到："细辛，非华阴者不得为真，若单味用末，不可过一钱，多则气闭塞，不通者死，虽死无伤。近年开平狱中尝治此，不可不记。"后来在大观、政和本草等诸多有关本草书中均有此说出现，连明朝李时珍所著《本草纲目》亦引陈氏之言，于是"细辛不过钱"之说由此而流传至今。殊不知，此语实属后人不善学习，竟将陈承所言断章取义，以讹传讹，误人不浅。

陈承所云"细辛不可过钱"的原文是"若单味用末，不可过一钱"，后学者将其作为大前提条件的"若单味用末"五字妄自舍弃，断章取义，就衍生出来今人所传的"细辛不过钱"之谬论。

所以，余多年以来，只要有机会，无论在大学课堂给本科生和研究生讲课也好，或在讲学中，凡涉及有关细辛一药时，无不对"细辛不过钱"之说加以更正。

陈氏之言很清楚，"若单味用末，不可过一钱"，言外之意，若不单味用末，而是配伍在方剂中使用是不受此限的。这是一个大是大非的问题，更涉及到我们今人如何使用仲景含有细辛的经方的临床应用问题，不加以纠正，有碍于经方之疗效，有碍于中医药之发展。

那么，我们在临床使用细辛时就可以肆无忌惮了吗？绝非如此。单味用末时，万万不可过一钱；倘若放入复方中使

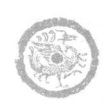

用，可以过钱，但其用量无须过大，毕竟细辛一药过于辛温而燥，久用或用量过大会带来一定的弊端。

　　余临床在复方中使用细辛时，成人量多在 6 克左右，从未发现不良反应，复述于此，供医界同仁指正。

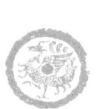

项背强几几

郝某某，男，32 岁，北京市工商银行任职。1998 年 5 月 11 日初诊。

自诉患后脖子痛、肩痛、后背痛，伴后背恶寒，已 2 年之久。曾在医院按风湿性肌痛症、筋膜炎、多发性肌痛症、风湿病等治疗，服用过多种抗风湿、止痛药等均无明显改善，遂就诊中医药治疗。

余查询患者，得知该患常年在家坚持冷水浴，每到冬季还去北京什刹海冬泳。近两年因肩背痛已直接影响生活和工作，连上下班骑自行车都疼，而改乘公交车上下班，并停止冬泳，但仍坚持天天冷水浴。

其后项、双肩、后背疼痛都是在转动脖子、或转动身体、或弯腰、或咳嗽、或打喷嚏、或餐后打嗝时发生，静坐或身体不动时不发生疼痛。

余查其舌苔白滑，脉弦。

【病名诊断】项背强几几（中医病名）。

【中医辨证】外寒挟湿，侵袭足太阳经脉。

【中医治则】辛温散寒，兼以祛湿。

【中医处方用药】葛根汤加苍术。

桂枝 12 克　　赤芍 12 克　　生姜 9 克　　红大枣 3 枚(掰)

炙甘草 6 克　　生麻黄 6 克　　葛根 9 克　　(加)苍术 12 克

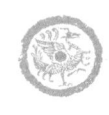

岐黄之术自有传承

【煎服方法及注意事项】

三剂，水煎服。日服一剂，早晚分温服之，服药后加薄被温覆两个小时，以使汗出。嘱其忌生冷黏腻，停止冷水浴冲身。

【治疗经过和疗效】

患者服三剂药后，于 5 月 15 日复诊时告之，服药后病症无任何改善，药后没有汗出，也无其他不适感。

余查其舌脉同前，沉思许久，认为药与病相符，仍投原方三剂治之，生麻黄用量增至 12 克，葛根用量增至 12 克，煎服同前法。

5 月 20 日，该患再次复诊时告之，其后项及肩痛已消失，仅感觉后背尚有微痛和微恶寒，但程度已轻，可以骑自行车上下班了，患者很高兴，并告知其每于服药后 30 分钟左右全身汗出，无其他不适感觉。

余认定此寒湿之邪已有所消减，遂于方中将麻、葛之用量恢复至初诊 6 克和 9 克，再投三剂，煎服同前法。

5 月 25 日患者就诊时告之，其二年之病痛之苦已完全消失，就是出现了一动就出汗的现象，余以玉屏风散三剂以善其后。

【医话】

中医临床所谓"项强"之症，俗话应为后脖子僵硬不适，伴有疼痛感。此症可见于风寒暑湿之邪所致之外感太阳表病，也可见于杂病内伤的痰浊郁阻于上焦胸膈之瓜蒂散证，或热与水互结而成的热实结胸的大陷胸汤（丸）证。而"项背强几几"之症，与"项强"一证迥然有别。

"项背强几几"中的"几几"两字，无论在读音上，还

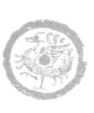

是在字形、字义上，历代医家和学者都存着争议：在读音上有读 jī（音机）、jīn（音筋）、shū（音书）之不同，我个人赞同目前一般习惯的读法，读 shū 音。

在字形上有"几几"和"几几"之争。余个人认为，无论如何考训，有钩无钩，不会影响其医理。

在字义上，学者们各抒己见，余个人认为，无论怎样训释，其包含项背拘紧不适并伴有束缚样疼痛感之意是无疑的。

余临证多年，治此类"项背强几几"病症多人，无汗者则以葛根汤加减治之，有汗者则以桂枝加葛根汤加减治之，均收到满意效果。

此二方同是桂枝汤加味而成，两方之差别就在于前者为桂枝汤加葛根、麻黄，而后者为桂枝汤只加葛根。此二方只是有无麻黄之异，所主之症也仅仅是有汗无汗之别。这一点，是治疗"项背强几几"病人时必须牢记的。

"项背强几几"一症，有人在讲《伤寒论》时解释说，此症与"头项强痛"相比，仅仅是疼痛部位偏下一点，涉及到肩和后背。余对此不敢苟同，原因就在于，从临床实践我们认识到了"项背强几几"不仅仅是疼痛部位的偏下偏广，更重要的是其疼痛的特点与"头项强痛"迥然有别："项强强几几"之疼痛都在病人身体发生活动时引发，如咳嗽、打喷嚏、转头转身、弯腰或活动时发生，病人如果在安卧或安静状态时毫无疼痛拘紧之感；而"头项强痛"则其疼痛局限于头和项部为主，其疼痛呈持续性，无论病人在安静状态还是动态下均有疼痛感（外感病的表病阶段均表现为这种"头项强痛"）。

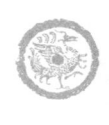

余在北京中医药大学伤寒教研室任教期间，曾与同室姜元安教授（现已去香港浸会大学任教）论及此症，姜教授也有同样感悟。

无论麻黄汤，还是葛根汤，举凡含有麻黄一药相伍的解表剂，一定要注意不可过用，"见好即收"，即《内经》所云"毒药攻邪，十愈其七"，麻黄汤不可久服，否则会使病人表气不固而出现表气虚，动则汗出的弊端。

本例病人倘若在末诊时只投一剂治之，恐怕就不会出现动则汗出的表虚自汗之情，余就犯了这样的错误，而以玉屏风散弥补以收功。

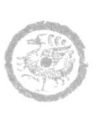

咽痛（扁桃体炎）

蒋某，女，35 岁，北京人，2012 年 11 月 15 日初诊。自诉其咽喉肿痛甚剧，语言难出，不仅影响工作和饮食，而且咽痛甚剧影响入睡。病已 3 天，自服抗菌消炎药而罔效。

余查之，其咽喉红肿，有白点，该患体温为摄氏 38.6℃，伴大便干，小便黄。

舌苔黄腻，脉弦滑数。

【病名诊断】 咽痛（扁桃体炎及扁桃体周围炎）。

【中医辨证】 湿热内盛，上犯于咽。

【中医治则】 清热解毒，祛湿利咽。

【中医处方用药】 清肺利咽方（自拟经验方）加味。

鱼腥草 40 克　　山豆根 30 克　　玄参 15 克　板蓝根 15 克

马勃 6 克（布包）　牛蒡子 9 克　　桔梗 9 克　生甘草 6 克

蝉衣 9 克　　　薄荷 6 克（后下）　连翘 9 克　浙贝 9 克

（加）芦根 30 克　生川军 6 克

【煎服方法及注意事项】

五剂，水煎服，每剂分二次服。日服一剂半，分三次服。忌烟酒、辛辣、油腻、饮料及一切滋补营养品等。

【治疗经过和疗效】

患者于 2012 年 11 月 19 日复诊，说她在服第二次药后热退，服药的第三天语声正常，言语自如，饮食及二便正常。

余查其舌苔尚白，舌尖有红点，脉弦滑，知温热已大

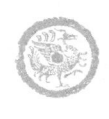

减，原方去芦根、生川军，继服三剂，日一剂，以善其后。

【医话】

咽痛一病，最为常见，外感与杂病均可有之。中医之咽痛所赅甚广，诸如急（慢）性扁桃体炎、急（慢）性咽喉炎、化脓性扁桃体炎、蜂窝织炎性咽炎等病皆可纳入中医咽痛一证中。

余临床体会，咽痛一证，属湿热所致者十之八九，属虚寒者极为少见。"清肺利咽方"为余所拟，临床用于治疗舌苔白腻或黄腻之湿热咽痛效果甚好。

本例因便干而加生川军，因发热而加芦根。倘若患者痰多者，又可加法半夏，鼻衄血者加白茅根，高热不退者加生石膏末，舌苔腻而湿盛者加生苡仁。

本方之组成，吸取了吴鞠通银翘散证治咽喉肿痛者加马勃、玄参，吸取了医圣仲景治少阴咽痛之桔梗汤，又吸取了北京中医药大学印会河老师治咽痛喉肿者用鱼腥草和山豆根之经验，虽为余之所拟，实为纳诸家之经验集于一方，记述于此，供临床参用。

倘若遇到肾阴虚而相火旺，上侵于咽之咽痛，其痛为干涩而痛，体温多正常，无明显红肿，舌多鲜红少苔，脉沉，自当另选知柏地黄汤加减治之。

又，关于山豆根一药，在现代临床应用时为限量使用，一般超过9克时就要求医生签字。

余临床应用山豆根（包括北豆根和广豆根）治疗咽喉肿痛时常用30克（成人量），儿童一般用6～10克（5～10岁），未见不良反应，收效良好，这一经验也是学习印会河先生的经验而来，但必须和鱼腥草30克相配，效果显著。

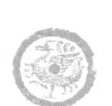
过敏性鼻炎（鼻渊、鼻鼽）

李某某，男，48岁，北京卫戍区某部领导，经其友人介绍，于2013年8月14日来门诊就医。

患者自述患过敏性鼻炎已12年，每于晨起发作频繁，鼻喷嚏频频，流清涕如水，眼睛和鼻发痒，有时因冷风或空调风吹后发作，一年四季无明显差别。更令人不解的是，有时发作无明显的诱因，或一转身，或一走动而发病，每次发作要持续数分钟方止，严重时伴见咽喉肿痛、头痛难忍而影响工作。服西药不效，苦恼万分，曾在某医院做过"微波"手术治疗，症状无明显改善。

余查之，既往患甲亢病已8年，慢性浅表性胃炎10余年，实验室检查发现甘油三酯及低密度脂蛋白均增高。

舌苔白根腻罩黄，脉弦滑。

【病名诊断】过敏性鼻炎。

【中医辨证】脾经湿热内蕴，上泛肺窍。

【中医治则】清热醒脾，化湿通窍。

【中医处方用药】慢鼻一号（自拟经验方）。

藿香6克　　生栀子9克　　生石膏末30克(先下)

防风9克　　蝉衣9克　　薄荷6克(后下)　　鱼腥草30克

山豆根6克　　炒蔓荆子9克　　炒苍耳子9克　　辛夷花9克

【煎服方法及注意事项】

十剂，水煎服。每剂分两次服，日服一剂半，分早（餐

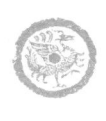

前 1 小时）、中（下午三点左右）、晚（临睡前）各服 1 次。忌烟酒、油腻、辛辣、甜食饮料，以及各种滋补营养品，强调饮食清淡，口渴时喝白开水。

【治疗经过和疗效】

患者于 2013 年 8 月 21 日复诊，告之连服七天药后，打喷嚏、流清涕等症均已明显减轻。余查其舌脉，无明显变化，继投原方加白芷 3 克，连翘 10 克，芦根 30 克，生苡仁 30 克，增其清化湿热之功，再投十剂，煎服法同前。

2013 年 9 月 14 日，患者告之：其喷嚏、流清涕之症状已很少发作，头痛已无，尚有眼及鼻痒，自觉病愈有望。余以初诊方加荆芥 3 克，川芎 3 克，以解头面之痒，继投十剂以巩固治疗。

患者于 2014 年 4 月 20 日来门诊治疗胃脘痛，当面告之，治鼻炎用药 42 剂，共服 28 天，其鼻炎至今未发。

【医话】

现代医学之过敏性鼻炎，可纳入中医"鼻鼽"或"鼻渊"证中。到目前为止，西医药治疗本病尚无理想之疗效，或用激素，或雾化喷鼻，或手术治疗，均难令人满意。余自拟"慢鼻一号"方用治本病已 20 年余，到目前为止，尚无不效者。

"慢鼻一号"方，乃余临床多年治疗过敏性鼻炎或一般慢性鼻炎的经验所得，实系在前人经验的基础上加味而成：取《三因方》之苍耳子散（原方用治鼻渊），配合钱乙的泻黄散加味而成。

起用泻黄散，其理较深。泻黄散一方原是钱乙用治脾经湿热之方，而余借用其治鼻炎，当是遵《黄帝内经》之理。《内经》言："饮入于胃，游溢精气，上输于脾，脾气散精，上归于

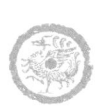

肺，通调水道，下输膀胱，水津四布，五经并行，合于四时五脏阴阳，揆度以为常也。"可见水谷饮食入胃，其精微由脾输布于全身，其中一部分再经由肺而使津气敷布。肺开窍于鼻，若人饮食不节，脾经湿热内蕴，就会影响到肺敷布津气之功能，导致津气布敷不利，反凝为清涕如水从肺窍而出。泻黄散清化脾经湿热，苍耳子散透窍祛湿，故二方相合而收功。

方中鱼腥草和山豆根二药是印会河先生治鼻塞咽痛之经验用药，故取用之。

必须指出，凡病必先断其寒热虚实，余临床体会到，过敏性疾病大多属湿热为患而虚寒者少，过敏性鼻炎也不例外。

也许有人发问，鼻流清涕如水，似当以虚寒论治，为何按湿热论治？其道理在于《黄帝内经》中"诸病水液，澄沏清冷，皆属于寒"是言其常，万事之中，常中有变，在医学领域里尤应知常达变。

本病鼻流清涕如水，非寒凝不化，乃是脾经湿热导致肺之津气布敷不利，凝为清涕从肺窍流出，鼻流清涕是病之标，脾经湿热才是病之本。

中医临床必查舌脉，有时舌苔比脉象更重要，更能反映疾病的本质。这一点，我向学生和门人强调多次。

过敏性鼻炎病人虽鼻流清涕如水，看似寒而非寒，看其舌苔大多白腻或黄腻，是湿热之明证。倘若临床上见有舌淡嫩，苔水滑之过敏性鼻炎，本方不宜，自当虚证论治。

余临证四十余年，治此病属虚寒者，计起来不过三例，均以苓桂术甘汤或小青龙汤配伍苍耳子散治之。而余治此证属脾经湿热者，所愈甚夥，概以"慢鼻一号"治之。

此方不取名"过敏性鼻炎一号"者，以其不仅能治愈

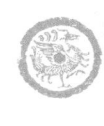

过敏性鼻炎也可加减用之治一般性慢性鼻炎、鼻窦炎，收效亦佳，故名为"慢鼻一号"。倘有遇到鼻窦炎，有黄涕者，余常于方中加公英 30 克，生苡仁 30 克，芦根 30 克。

脾经湿热所致之过敏性鼻炎，用此方治愈后有复发者，再投以此方治之，仍获效验。

过敏性鼻炎久病不愈，其中有部分病人继发过敏性哮喘、鼻窦炎、分泌性中耳炎等并发症，这是临床中常常见到的，因此对本病的认识和治疗不可轻视，需要在症状消失后继续巩固治疗一段时间为好，以免复发。

此外，从现代医学观念上认识过敏性疾病，常常涉及到免疫功能低下说，因而部分中医学者沿袭西说，对过敏性疾病使用各种补法治之。

余对此有不同看法，殊不知正虚而导致免疫功能低下，临床有之，为数在十之一二；而邪实导致免疫功能不正常者，为数在十之八九。正虚所致免疫功能低下，就如同警察人数少，社会治安难以保证；邪实亦能导致免疫功能低下，就如同警察人数充足，但警察都处在醉酒或病态中，难以完成警察之责，社会治安亦难保证。作为一名中医临床医生，充分采用和吸取现代医学的各种检查手段来帮助和提示自己对疾病的认知能力，这是完全可取的，也是必需的，但要切记，中医运用中药治病时，万万不可拘泥于西医之理。

举凡免疫系统病、过敏性疾病，认为是免疫功能低下所致者，作为中医，面对这类疾病的治疗时，断不可妄投补剂、营养剂、保健品、滋补品，而应依据病人之舌脉为主要诊断依据，属湿者治湿、属热者治热，湿热并存者，湿热并治，即"观其脉证，知犯何逆，随证治之"。

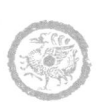

冠心病（胸痹水气凌心型）

高某某，女，45 岁，北京中医药大学教授。

该患在我校中药系工作，曾于 1996 年在协和医院被确诊为"冠心病"、"劳力型心绞痛"。素日苦于胸闷气短，稍有劳作则心跳心慌，胸中憋闷，上下楼梯或疾行几步则更明显，曾因此而经医数人，服中药甚夥，均无明显改善，遂来余之教研室中就诊。

余查询得知，该患不欲饮水，大便稀溏已多年，日三四次之多。

验其舌苔水滑，舌体胖大，舌边齿痕明显，舌尖边有少许紫黑小瘀点。切其脉沉而弦。

【病名诊断】 胸痹、心悸。

【中医辨证】 心阳不振，水气凌心，心脉受阻。

【中医治则】 温振心阳，化气行水，化瘀通络。

【中医处方用药】 苓桂术甘汤加味。

茯苓 30 克	桂枝 12 克	白术 12 克	炙甘草 6 克
茜草 9 克	红花 9 克	郁金 15 克	香附 9 克
丹参 15 克			

【煎服方法及注意事项】

七剂，水煎服，日一剂，早晚分温服之。忌生冷黏滑油腻。嘱其心态平和，饮食清淡，防止过劳。

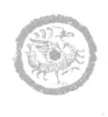

【治疗经过和疗效】

服完七剂药后，高教授面带笑容地告诉余，"这药太神奇了，原来的症状一下子全没了"。余查其舌仍胖大，苔水滑有减，舌夹瘀点尚存，脉仍沉弦，效不更方，嘱其再服七剂。

再诊时见其舌仍水滑，便溏减为日二行，余以原方中白术用量增至18克，以增强健脾化饮之力。

一个月余后，高教授手持心电图告诉余，心电图已完全正常，自觉无明显不适，稍有劳作亦无胸闷气短之苦，余查其舌水滑苔，舌胖大均已消失，便已成形，日一次，脉沉有减，嘱其再以三诊方隔日服一剂，连用二周而停药。日后在校园中不期而遇，知其病未复发。

【医话】

苓桂术甘汤一方，乃出于医圣张仲景，仲景用此方加减而成苓桂姜甘汤、苓桂味甘汤、苓桂枣甘汤、苓桂杏甘汤、苓桂苡甘汤（详见于《伤寒论》和《金匮要略》），乃至于五苓散（五苓散实际上可以把它看作是苓桂术甘汤去甘草，加猪苓、泽泻而成，因所治之水邪所居部位偏于下，故变动用药，去甘草，加猪、泽因势利导，形成了一个专治痰饮水气病的苓桂剂群，用途甚广）。其中苓桂术甘汤是这一苓桂剂群的核心和基础方。

余临床数十年，凡遇冠心病而见舌苔水滑，舌体胖大，伴胸闷气短、大便稀溏等症者（余之恩师刘渡舟老人家称之谓"水心病"），无不用之，收效甚捷，愈人众多。

《金匮要略·水气病脉证并治》有言"血不利则为水"，余反而推之，水不利亦可病血，要在气、血、水三者互为因

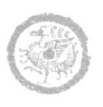

果。余临床使用苓桂术甘汤治冠心病为水饮所害者，又常于方中加茜草、红花即是此义。

不仅如此，凡对冠心病人伴见胸闷、气短、胸痛者，每于所用方中加用郁金、香附、丹参。余视此三药为一体，以行气血之滞，药后胸痹之状顿然而消。凡病患症中伴有胸闷、气短、胸痛而又非中气下陷所致者，均喜用"郁、香、丹"三药，视其为治疗胸痹之"灵丹妙药"，供同仁参用。

苓桂术甘汤证病人若见手足不温、畏寒怕冷者，桂枝用量可适当增加，以取桂枝甘草汤之义，温补心阳，温通心阳，温振心阳。

冠心病（痰热瘀阻型）

宋淑珍，女，58 岁，家住北京市朝阳区左家庄。2015年 3 月 21 日初诊。

患者自诉近一周左右，时时感到心悸心慌，胸闷气短，心烦起急，常常因行走或说话，或劳动而出现憋气，只好停下来，休息一会儿。既往患有高血压病史 30 年左右（其父脑中风故去），冠心病已 15 年，曾于 2008 年做心血管造影，告之已有一支冠脉血管堵塞达 30%，至今未复查。并在 2014 年 12 月 28 日在北京安贞医院就诊，被告知为是高血压、冠心病、脑卒中的高危人群。目前口服降压药两种维持和控制血压，甘油三酯为 2.53（正常值最高限为 1.7）。

余查其舌黄根腻、舌暗红，舌尖有瘀点。脉弦滑。

【病名诊断】冠心病。中医诊断为胸痹。

【中医辨证】痰热内盛，瘀阻心络。

【中医治则】清热豁痰，活血化瘀通络。

【中医处方用药】温胆汤、抵当汤、小陷胸汤合方加味。

法半夏 12 克	橘络 9 克	茯苓 30 克	竹茹 6 克
枳实 9 克	生甘草 3 克	炙甘草 3 克	郁金 15 克
香附 9 克	丹参 15 克	全瓜蒌 30 克	黄连 6 克
生栀子 9 克	豆豉 9 克	当归 12 克	川芎 9 克
生川军 3 克	桃仁 9 克	生水蛭 9 克	虻虫 6 克

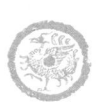
大
医
精
诚
万
世
师
表

【煎服方法及注意事项】

七剂，水煎，日服一剂，早晚分温服之。嘱其饮食清淡，防止过劳，适当运动，保持良好心态，作息规律。

【治疗经过和疗效】

4月4日，患者来复诊，告之其心悸心慌、胸闷气短、不敢行走或不敢多说话等症状都已消失，自觉身体轻松了许多，心情十分高兴。

余查其舌仍有腻苔，舌质仍偏暗，舌尖有瘀点，脉弦滑有力，本着效不更方原则，继投原方治之，连续治疗共21剂药，病人感觉可如正常人一样操持家务，遂停药。

【医话】

冠心病是当今的常见病、多发病，常以胸闷气短、或胸痛心悸等症状为主要表现。余临床治疗冠心病每因病人的舌象和脉证不同，而采用不同方药治之：舌胖大、舌苔水滑者，多以苓桂术汤加味治之。如为女性，舌质嫩红有瘀，多以逍遥散加味治之；就是男性，如果舌苔非水滑，无腻苔，仅以舌质偏暗者，余亦常以逍遥散加味治之。倘若见病人舌苔腻，或黄或白，脉弦滑者，余喜用温胆汤加味治之；其中黄腻明显者，加小陷胸汤，若见瘀血明显，有证可查者（包括冠脉造影显示其冠状动脉有明显堵塞或狭窄者），余常于主治方中加入抵当汤和佛手散（当归、川芎）治之，效果良好。

又，举凡西医所称冠心病，表现为胸闷气短、或胸痛、或胸有压迫感者，余必于主治方中同时加入郁金、香附、丹参三味药，无论上述哪种类型，都会取得很好的疗效，临床症状消失得很快。余将此三味药作为治疗冠心病的必用药和

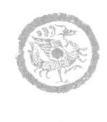

药对来使用，供同仁参考。

又，在治疗冠心病过程中，凡是病人心烦易怒，舌苔腻而舌尖有赤点者，余每于主治方中加入栀子豉汤，不仅用于治疗其心烦，还可协助其他药清痰热、开瘀结，所谓"火郁发之"。

抵当汤是活血化瘀的名方、经方。余临床将其与他方相合广泛用于脑部缺血性的脑梗和脑血栓、妇人瘀血所致的痛经和子宫肌瘤，以及月经闭而不行、乳腺增生、前列腺肥大、冠心病、结节性肝硬化、肺结节病、肝脾肿大病人等等，举凡属中医认为瘀血所致者，大抵皆可用之，其效果远远超过一般的活血化瘀剂，而又毫无损伤正气之弊端。兼气虚者配参、芪；兼血虚者合四物汤；有痰浊者合二陈汤……总以随证加减为要。

冠心病出现急性心肌梗死时，中医称之谓"真心痛"或"厥心痛"，一般冠心病在不稳定性心绞痛状态，仅表现为胸闷气短和胸痛时，中医常称之"胸痹"。

无论是胸闷气短，还是胸痛，在治疗时都应尽力避开阴柔之品，特别是纯属血分药的芍药尽量不用。千万不要认为芍药有补血、缓急、止痛等功效，而妄用于心绞痛病人的止痛，这样会加重病程的。

医圣仲景在《伤寒论》第 21 条治疗脉促胸满时，用桂枝去芍药汤主之；《金匮要略·胸痹心痛短气病脉证治第九》中开篇首云"阳微阴弦，即胸痹而痛……所以胸痹心痛者，以其阴弦故也"，就是叮嘱后学在治疗胸痹心痛时，尽力避开阴柔收敛之品，仲景喜用薤白与瓜蒌、枳实与薤白桂枝相伍，皆在取其温通心阳之义，不可不查。

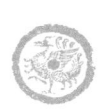

大医精诚 万世师表

神经性头痛

王某某，女，51 岁，友人姚某之妻，北京人。于 1981 年 6 月 3 日初诊。

自诉头痛已十余年，曾在北京某医院被诊断为神经性头痛，但服药治疗无明显改善。其女儿系余之学生（在北京中医药大学医疗系），遂携同其母前来余之门诊就医。

余查询得知，该患头痛多年，以头顶痛为主，经医院做过多项检查，血压正常，并已排除器质性疾病的可能。其头痛经常发作，严重时会引发呕吐，呕吐物常为黏涎状，无色无味，头痛难忍，发作时患者常常用头顶着墙壁，自觉前额都有热感，并在头痛发作时常常想吃点凉的东西来缓解，或喝一口凉白开水，但不欲多喝，多喝则呕吐，素日大便稀溏，好生气。

查验其舌嫩多津，脉沉弦细。

【病名诊断】 神经性头痛。

【中医辨证】 厥阴肝寒犯胃。

【中医治则】 暖肝温胃化饮。

【中医处方用药】 吴茱萸汤加味。

吴茱萸 9 克　　党参 18 克　　生姜 15 克(切片)　　红大枣 3 枚(掰)

(加)法半夏 12 克　　　　黄连 3 克

【煎服方法及注意事项】

三剂，水煎服，日服一剂，早晚分温服之。忌油腻、生

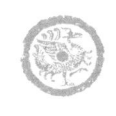

冷、难消化食物，嘱其心情舒畅。

【治疗经过和疗效】

本例病人的治疗走了一段弯路。余愚钝不才，当时大学毕业后临床方十年余，尚在雏鸟欲飞阶段，所以开始治疗时受患者自诉头痛发作时想吃一点凉东西、前额感觉热等影响，误认为是痰热头痛，投以柴芩温胆汤而罔效，继而又改投以逍遥散加减亦罔效，余自己心情之苦恼无以言表，说是其寒而病人有热感，欲吃点凉东西；认为是热，舌脉又一派虚寒。

就在走投无路时，余忽而想起李东垣有"脾胃气虚则阴火上乘"之论，茅塞顿开。眼前一亮，认清该病人舌嫩多津，脉沉弦细，大便稀溏，头痛发作甚时呕吐黏涎，无色无味，此为病之本，脾胃虚寒，久之寒痰冷饮内生；病人头痛发作时前额有热感，想吃一点点凉东西，此为病之标，系脾胃气虚而阴火上乘之兆。头顶痛为厥阴头痛之要点，余遂转而投以吴茱萸汤加味三剂治之，但考虑其内有寒痰冷饮，遂将方中大枣去掉。不料病人服药后告知："这药实在效，但太难吃"，头痛已愈，药难下咽。余虑其病久，恐有复发，遂将仲景原方中大枣加入，继投三剂，病人服药后告知："此药有效，也不难吃"，该病人十余年之头痛竟然用六剂吴茱萸汤而愈。

【医话】

将本例头痛病人治愈后，余收获颇多，真可谓是"学字废纸，学医废人"，医生技能的提高有病人的贡献，有时医生的技能是从病人那里学来的。

如本例病人首用吴茱萸汤时，余虑其大枣药性偏于补，

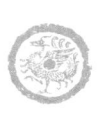

嫌其滋腻，有碍痰饮之邪，故肆意而不用，不料病人服药后告知："药实在效，太难吃"，而余于方中加大枣后病人告之"药不难吃"，自此以后，余在临床中凡用吴茱萸汤时，再不敢弃之大枣不用，如果弃之，药难吃难咽，这就是从病人那里学到的。这一事实，也更加证明了医圣张仲景在创立吴茱萸汤时为何偏偏用大枣，而不是像其他诸多方中每每喜用甘草之奥妙所在。

余临床至今数十年，所遇"脾胃气虚则阴火上乘"之病例不多，余已体会到了金元四大家之一，脾胃论派的代表李东垣老先生之论是何等的先知先觉。

又，吴茱萸汤原在《伤寒论》中为二证而设：一是为阳明胃虚寒呕吐症而设，见于《伤寒论》阳明病篇；二是见于少阴病篇第309条冠以"少阴病"三字于句首，实际是肝寒犯胃、脾胃之阳气不能达于四肢，出现四肢厥逆，胃不降则吐，脾不升则泻，出现类似少阴阳虚之状，故写在少阴篇，与真正少阴病相鉴别（这种笔法，仲景在厥阴篇等常使用）。三是为厥阴头痛而设，见《伤寒论》厥阴病篇第378条。特别是后者，《伤寒论》原文云："干呕，吐涎沫，头痛者，吴茱萸汤主之。"如果从中医角度来论定本例病人，应该是属于"厥阴头痛兼肝寒犯胃呕吐"证无疑。

又，本例病人西医诊断为"神经性头痛"，余临证多年，所遇西医诊断为"神经性头痛"之人，从中医角度而论，有肝郁血虚者，有痰饮上泛者，有肝胃不和者……因此，读者万万不可被此例所局限，凡是神经性头痛之人均以吴茱萸汤治之即是不善学习了。

中医之临床，要在辨证论治，而辨证论治的最主要依据不是病人口述之症状，而是病人的舌象和脉象。余临床不精，但有些粗浅体会，病人的舌象往往比病人的脉象更为准确，更为重要。

就舌象而论，其中也颇有学问，如病人餐前和餐后的舌象会不一样。餐前舌象，尤其是晨起醒后在没有刷牙漱口之前的舌象最为真实可鉴，而餐后之舌象则常因进餐时食物之磨擦而使舌苔变薄或少苔、甚至无苔，而舌质偏红；病人喝水后或喝饮料后的舌象又常常表现为湿润多津；病人进食有色食品常常又可出现舌苔被染的种种情况，这些都是医者必须在临证时加以认真区别对待的。

值此，余想到历史上的皇帝在看病时，为何尽量选在早晨醒后卧床未动时，此时舌象最真，而脉象亦因"饮食未进，经脉未盛、络脉调匀，气血未乱，乃可诊有过之脉"也。

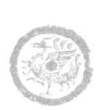

三叉神经痛

　　李某某，女，61 岁，河南开封人。该患之姐夫曾因痛风病经余治愈，遂介绍其前来就诊。初诊时间为 2013 年 3 月 15 日。

　　患者自诉右眼眶外侧上下呈针刺样疼痛，时发时止，已一年余，其病常因情绪激动或冷水刺激而发作，发作时疼痛难忍，曾在当地被诊断为"三叉神经痛"，经多方医治无效，当地医生劝其手术治疗，该患对手术治疗有精神负担而拒绝，前来北京就诊于余。余询其患者尚有胆囊炎、盆腔积液、总胆固醇及低密度脂蛋白偏高、子宫内膜肥厚等病。素日口苦，心烦易怒，偏于肉食，嗜食辛辣。

　　查其舌苔黄腻、舌尖红，脉弦滑数有力。

　　【病名诊断】 头风痛。

　　【中医辨证】 痰热瘀阻经络，兼有肝风。

　　【中医治则】 清热豁痰，活络息风。

　　【中医处方用药】 桃红四物汤与牵正散合方加味。

当归 15 克	川芎 6 克	赤芍 15 克	生地 15 克
桃仁 10 克	红花 10 克	蜈蚣 2 条	全虫 6 克
白僵蚕 10 克	白附子 10 克	清半夏 12 克	胆南星 6 克
茯苓 30 克	地龙 30 克	荆芥 3 克	

　　【煎服方法及注意事项】

　　五剂，水煎服。每剂药分两次温服，日服一剂半：早

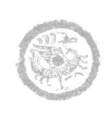

（餐前一小时）、中（下午三点半左右）、晚（临睡前）各服一次药。嘱其改变饮食习惯，以清淡饮食为宜，保持良好心态，防止过劳（劳心、劳力），忌辛辣、补品补药及各种保健品和营养品，作息规律。

【治疗经过和疗效】

服药后三天，于3月18日复诊，患者告之服药后疼痛未发，仅在一次打喷嚏时有感轻微不适。查其舌黄尖赤，腻苔已退，脉仍弦滑略数，仍投以原方量七剂治之。

3月25日三诊，患者告之已如常人，查其舌苔白，脉弦滑，继投原方，减蜈蚣一条，加柴胡10克，20剂，日服一剂以巩固治疗。

2014年4月26日，该患右眼出现霰粒肿来余门诊就医，告之其三叉神经痛无发。

【医话】

中医学中无"三叉神经痛"一词，如果从其以疼痛为主要表现来讲，本病应归属于中医的"痛证"范畴；其疼痛部位在头角，故又可按"头痛"病定名；然而本病之疼痛有其突发性、阵发性，时发时止，颇具中医"风邪"之特点，故又可以"头风痛"论治。

"三叉神经痛"，其痛部位不脱三叉神经范围，可谓是"痛有定处"；其痛呈针刺样或电击样，故本病又有瘀血所致疼痛之特点，治疗时自当考虑瘀血论治为宜。

本例三叉神经痛病人，素日肉食偏多，嗜辛辣，此痰热之由来；心烦易怒，肝郁化火，日久生风，此肝风内动之因，遂见舌黄腻而边尖红赤、脉象弦滑而数。治取桃红四物汤养血活血，牵正散豁痰息风、活血止痛；加地龙以增其清

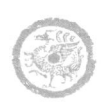

热活络利通之力；加半夏和胆南星化痰止痉，兼清血中瘀热；更加荆芥和蜈蚣，增其解痉祛血中风而散瘀血之力也。全方共奏清热活血、化痰止痉、息风止痛之功。

临床中，三叉神经痛病人尚有属肝血虚所致者，其舌鲜红少苔，或舌有龟裂，脉弦细，手足心热，两目干涩，口苦心烦易怒者，又当以补肝汤加息风止痉之品为宜，肝血充足，经筋得养，其痛自止。

其补肝汤的组成为当归、地黄、川芎、芍药、酸枣仁、木瓜、麦冬、炙甘草。

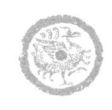

岐黄之术自有传承

晕厥证

周某，女，14 岁，山西省大同市人。2014 年 6 月 20 日初诊。

患者由其母亲陪同并代诉病情如下：时而突然发生晕倒，意识丧失，每次晕厥发作 10～20 多分钟方能苏醒，已有 1 年半左右病史。

余查询得知患儿曾于 1 年前发病之初前去北大医院儿科，会诊结果为"体位性心动过速综合征"、"癫痫诊断依据不足"、"血管迷走神经性晕厥"等，身体检查包括脑、心等多方面检查未发现异常。发作时四肢柔软，无口噤项强，第一次发作是在学校教室，课间休息去扔垃圾而突然晕倒教室中，约 15 分钟左右才意识恢复，清醒后身觉乏力，头痛，1 年半来共发作 10 余次，均在坐位起来活动时发生。

余望该患儿面色暗而无光泽，神态呆滞，仔细追问，得知患儿平素逢热则感到胸闷憋气，其母告知患儿性格内向，并于 2012 年 10 月在教室看到老师打一男同学而受惊吓，当时老师扬言"以后还要打女同学"，自此以后该患儿经常害怕，直至发病。

查其舌苔白腻，舌尖有红点，脉弦滑数。

【病名诊断】晕厥证。

【中医辨证】情志不遂，肝火挟痰热上泛清窍。

【中医治则】疏肝解郁清热，兼以化痰开窍醒神。

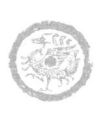

【中医处方用药】丹栀逍遥散加味，配服安宫牛黄丸。

当归 15 克	赤芍 15 克	柴胡 9 克	茯神 30 克
炒白术 18 克	生姜 6 克（切片）	薄荷 6 克（后下）	牡丹皮 9 克
生栀子 9 克	豆豉 9 克	石菖蒲 6 克	郁金 15 克
香附 9 克	丹参 15 克	炙甘草 6 克	

【煎服方法及注意事项】

七剂，水煎服，日服一剂，早（餐前 1 小时）、晚（睡前）分温各服一次。忌油腻、辛辣、甜食、各种滋补品及保健品，嘱其饮食要清淡素食、心态良好。

安宫牛黄丸一丸，每日服半丸，是沸水化服，一日一次，上午十点半左右，连服两天。

【治疗经过和疗效】

本例晕厥患儿在开始治疗时，单用丹栀逍遥散汤剂内服约两个月，其晕厥还是发作，只是每次发作时间由原来的 10～20 多分钟减少到 2～3 分钟。至 2014 年 10 月 20 日，余嘱加服安宫牛黄丸，一日半丸开水化服，连服两天，自此以后晕厥无发，于是自此以后，每周开水化服半丸安宫牛黄丸一次，内服丹栀逍遥散汤药，连续用药 6 周，晕厥无发，患儿面色已光泽，神情爽朗，喜笑颜开，已无任何不适，遂停药。

【医话】

晕厥一病，有时在健康人群中亦偶有发生，其意识丧失时间很短，多在数十秒或一二分钟内意识恢复，属于一过性的，一般无须特殊治疗。究其原因，晕厥之发生常与情志不遂、劳累、过度饮食不节等因素有关，多为一过性脑供血不足有关。然而，本例患儿之晕厥有其特殊性，其晕厥发作时

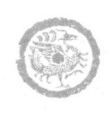

间长，多在 10～20 多分钟，令人恐惧。因其昏倒后并无四肢抽搐和手脚痉挛或口噤不开、口吐涎沫、颈项强直等现象，故与癫痫发作有别。

治疗初期，余投以丹栀逍遥散治之，其晕厥发作意识丧失时间明显缩短，由原来的 10～20 多分钟缩短到 2～3 分钟，但仍有发作。余苦思苦想，不得已而为之，加以安宫牛黄丸治之，不料自此以后晕厥无发，令余感悟较深——中医救急三宝之一的安宫牛黄丸，果真能开人清窍，醒人神昏，救急于人。安宫牛黄丸不仅可用于高热神昏之脑病之救急，尚可小剂量用于一般杂病之神昏有实热者，诚可谓安宫牛黄丸乃醒神救急之神丹也。

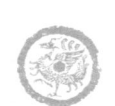

癫　痫

　　李某某，女，37岁，河北省京郊廊坊人。1985年初夏，余奉学校派遣到廊坊讲学期间，该患求治于余。

　　患者丈夫代诉病情，称其妻子犯癫痫已半年之久，每次发作时口吐白涎沫，四肢僵直抽搐，不省人事，双手紧握，双眼上翻，持续发作约五六分钟方止。曾去北京宣武医院就诊，确诊为"癫痫"，做颈椎及颅脑等一系列有关检查，发现有"癫痫波"和"前额窦骨瘤"，院方建议将骨瘤切除，患者及家属因恐于手术而拒绝，只口服抗癫痫药治疗。但是，患者的头部向前、后、左、右及低头向下等方向活动时即可引起病人癫痫发作，所以病人无论坐卧，总是保持头部不动的端正水平姿态，甚为苦恼。余仔细询问，得知病人在不发作时亦觉头眩晕，小便少，大便稀溏，日三四次。

　　观病人体胖，面部虚浮，舌体胖大，舌水滑无苔，脉沉弦不起。

　　【病名诊断】癫痫。

　　【中医辨证】水饮内停，上泛清窍。

　　【中医治则】化气利水。

　　【中医处方用药】五苓散。

泽泻 30 克　　　白术 15 克　　　茯苓 30 克　　　猪苓 15 克

桂枝 12 克

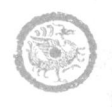

【煎服方法及注意事项】

五剂，水煎服，每剂分两次服，日服一剂半，分早、中、晚三次服。忌油腻、甜食、滋补品、水果等。宜清淡饮食，保持良好心态。

【治疗经过和疗效】

四天后病患服完五剂药后告诉余，她服药期间癫痫虽有小发作，但头眩晕已无，身体也觉得轻松许多，身沉重消失了，精神状态也好多了。余查之，患者面部虚浮已无，舌仍胖大，水滑无苔，脉仍沉弦不起，仍投原方，继服七日（十剂），煎服同前法。

三诊时患者及家人喜出望外地告诉余，其癫痫无发作，头部活动不受限，同正常人一样。余询知其大便仍稀溏，日三四次，舌仍胖大，水滑苔，脉沉弦，遂于原方中茯苓增至50克，白术增至30克，嘱其连服十五剂，改为日服一剂，以巩固而善其后。

两年后，该患携其女儿来京让余为其女儿诊治月经病，告之癫痫无发。

【医话】

癫痫一病，中医认为多与遗传因素、痰饮、肝风、瘀血等因素有关，更有所谓"无痰不痫、无痰不眩"之说，而不知有"水痫"与"水眩"之病证。本病之癫痫，实可名为"水痫"。

"水痫"之名非余之所创，实乃遵医圣仲景之原意耳。读《金匮要略·痰饮咳嗽病脉证并治第十二》中明言："假令瘦人，脐下有悸，吐涎沫而癫眩者，此水也，五苓散主之。"可知水饮内停而上泛清窍，亦可致癫痫和眩晕之发，

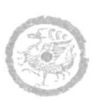

因其病为水邪所致，故又称其为"水癫"和"水眩"。

本例病人之所以诊断为水癫，乃根据病人其面部虚浮，小便少，大便稀溏，舌胖大而水滑无苔，脉沉弦不起为主要依据，此水饮内停之征兆也，遂投以五苓散而效。倘若本例病人按"痰"、"郁"论治，势必无助。

又，病人曾在宣武医院查得有前额窦骨瘤一事，余以为恐是先天所有，似与病人癫痫无关。

五苓散原方仲景本是用做散剂服用，今世之人只能取五苓散之药物组成改为汤剂服用，因无人加工成散剂，其疗效亦佳，设想遵仲景原意而用散剂治之，其效恐更佳，因有研究报道五苓散利水作用优于五苓汤。

须知，五苓散原方中泽泻用量独重，这是我们在使用五苓散中特别要注意的。五苓散中"方"中有"方"，方中泽泻重用，配伍白术，二药相合，正是仲景之泽泻汤（见于《金匮要略》痰饮病篇），原文云"心下有支饮，其人苦冒眩，泽泻汤主之"，故本例病人从表面上看是服五苓散治疗癫痫，其实质暗含泽泻汤，故其眩晕亦随之而愈，其理就在于无论"水癫"或"水眩"，均为水邪为患耳。

水饮为患，变动不居，上可至头，中及胸腹，下可达足。判断其水饮为患，必以舌苔水滑，脉沉或弦，或小便不利，或大便稀溏等为辨证要点。本例病人最后收功时处方中加重茯苓和白术用量，其意在健脾气，化水饮，以除其病之源。

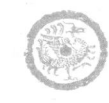

食则气喘证

任某某，女，37岁，黑龙江鹤岗人，于1990年4月12日来余门诊就诊。

自诉其每在进餐吞咽食物时引发呼吸困难，张口抬肩而气喘发作，已半年之久。余质疑其病，问其不能进食那怎么活呢？患者告之，进餐时只能将食物在口中反复咀嚼数十次后，食物就在不知不觉中，在没有故意吞咽的情况下自然而然地没有了。余当即令在身旁侍诊的学生按照该患的说法吃一块饼干来验证，学生告之，饼干在口中反复咀嚼多次后，并没有故意吞咽就自然没有了，余方信患者所述为真而非诈病。于是仔细询问患者在初病时有无明显原因，患者告之因家庭琐事与丈夫吵架后发病。

患者目前晨起感觉口苦明显，心烦易怒，小便黄，大便正常，睡眠及食欲均可，唯苦于进食即喘。曾在省会哈尔滨多家大医院求治，怀疑神经性哮喘、植物神经紊乱、神经官能症等病，治疗不效。

余观其面色不泽，舌苔白，脉沉弦细。

【病名诊断】食则气喘证（以症状代病名）。

【中医辨证】肝气犯胃，胃气逆而作喘。

【中医治则】疏肝解郁，和胃镇逆。

【中医处方用药】小柴胡汤加味。

柴胡12克　　清半夏12克　　党参9克　　黄芩10克

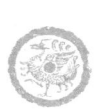

生姜 6 克（切片）　红枣 2 枚（掰）　炙甘草 6 克

生赭石末 15 克（先下）

【煎服方法及注意事项】

六剂，水煎服。每剂分两次服，日服一剂半，分早、午、晚三次服。嘱其心情舒畅，清淡饮食。忌油腻、辛辣、甜食及滋补品等。

【治疗经过和疗效】

4 天后患者来复诊，告之服药后病情无任何改善，亦无明显不适。余查之患者舌脉无变化，反复思考，仔细辨证，坚信药与病情相合，仍投原方，柴胡用量加至 15 克，继投 6 剂，服法同前。

三诊时患者同样告之余，药后病情无任何改善，出于对余之信任，坚持接受治疗。余反复推敲，最终仍认为诊断无误，继投原方 6 剂，将柴胡用量增至 25 克，服法同前。

五天后患者再诊时告之其病无发，已能正常进餐。余查之，患者口苦心烦已无，舌苔尚白，脉仍弦细，改投小剂量柴平汤善其后。

【医话】

咳与嗽相提，哮与喘并论，此乃其常。然临床中确有嗽而不咳或喘而不哮者，本例即是喘而不哮者。

《黄帝内经》明言"五脏六腑皆令人咳，非独肺也。"引申其义，五脏六腑皆可令人喘而非独肺也。《素问·阳明脉解篇第三十》云"阳明厥则喘而惋"，是可知胃气逆可令人作喘。

本例之喘，实属肝气郁结而犯胃，胃气失和上逆作喘，之所以每于进餐时发喘，乃是进食时累及胃气失和之状加重

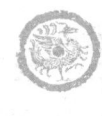

而喘作。

可见，胃气上逆常常令人呕吐，此乃其常，而胃气上逆亦能令人或咳或喘，是其变，临床医生不可不知。

小柴胡汤乃举世之名方，既可清解肝胆之郁热，同时又具调和脾胃之良能。仲景《伤寒论》第 96 条小柴胡汤证原文中接连列举了"或胸中烦而不呕、或渴、或腹中痛、或胁下痞硬、或心下悸、小便不利、或不渴、身有微热、或咳者"七个或见症，足以说明肝胆郁热所致病状多端，举不胜举，要在肝气郁结多变动不居，故本例进餐后气喘证，也是情理之中。

本例病人在初诊和二诊后仍不见效，然在三诊时将柴胡用量增至 25 克后喘疾消然而愈，说明柴胡用量轻重直接关系到效与不效。

对于典型肝胆郁热之病，唯重用柴胡方可奏效。余临床用大柴胡汤加减治疗急性胆囊炎、胰腺炎等疾病时常以柴胡 25 克而获效，由此想到仲景小柴胡汤原方中柴胡用量重达八两的旨意所在。

柴胡一药，因炮制方法和采集时间及产地之不同而名称各异，其功用亦同中有异：南柴胡、北柴胡、春柴胡、秋柴胡、芽柴胡、炒柴胡、醋柴胡、鳖血柴胡等等。若取其清解肝胆郁热或外感退热，多以北柴胡为宜；若仅取其疏肝解郁者，如逍遥散，多以南柴胡为宜；若用于补中益气汤中，多以炒柴胡为宜，炒后凉性减而增升举清阳之效。春柴胡（商品名为芽柴胡）性近南柴胡；若肝郁而兼肝血不足者，又当取鳖血柴胡为上。

至于银柴胡，与柴胡实不可混为一物，实系两种功用甚

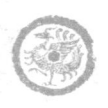
远的药，用于治骨蒸潮热盗汗者以前者为宜；若醋柴胡则舒肝和血止痛之功较优，常用于复元活血汤中。

又，柴胡用量大（12～25 克）时，作用主要取其清解肝胆之郁热；中剂量（6～10 克）时，取其疏肝胆之郁结，兼有理血散结之功；小剂量应用时（3 克）主要取其升举阳气。可见一味药物因其炮制方法和配伍不同、剂量轻重之别，而其作用各异，这是尤须临床医生掌握的。

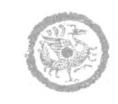

脂肪肝

龚某，男，34 岁，北京通州人，身高 1.74 米，体重 192 斤。2013 年 11 月 26 日初诊，患者告之血糖餐前为 6.2、总胆固醇 5.8、甘油三酯 3.6、血尿酸 460、谷丙转氨酶 78、谷草转氨酶 84，患重度脂肪肝已知 1 年余，肝区不适，时有胀痛，头眩晕，乏力嗜睡，有"睡眠呼吸暂停综合征"半年左右，睡眠中鼾声大，精神终日萎靡不振，口苦心烦，遂前来就诊。

余观之，患者体胖，舌苔黄腻，脉沉濡细，并发现患者双手掌角化而干裂甚重，痒而出血已多年，询问该患，得知其素日以肉食为主，很少吃蔬菜。测其血压为 150/100mmHg。

【病名诊断】胁胀、眩晕、嗜睡症。

【中医辨证】饮食不节，肝胆郁热，兼痰湿内盛。

【中医治则】清肝胆郁热，化脾胃痰湿。

【中医处方用药】柴胡胃苓汤（自制经验方）加味。

柴胡 12 克	黄芩 10 克	法半夏 12 克	苍术 15 克
厚朴 15 克	陈皮 10 克	茯苓 30 克	猪苓 15 克
泽泻 25 克	白术 12 克	（加）郁金 15 克	川楝子 12 克
生栀子 6 克			

【煎服方法及注意事项】

十剂，水煎服。每剂分两次服，日一剂半，早（餐前一小时）、午（下午三点左右）、晚（临睡前）各服一次。

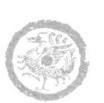

嘱其吃素食，每日喝脱脂奶 1 盒（250 毫升），煮鸡蛋去黄 1 个。忌甜食及一切滋补品和营养品，增加体育锻炼。

【治疗经过和疗效】

服药一周后二诊，患者告之服药后无明显变化，余查其舌脉如前，继投原方加炒三仙各 10 克，连服三十剂。

三诊时患者自诉已无嗜睡现象，神疲乏力亦无，肝区不适及口苦心烦等症已消失。余查其舌白腻已不黄，脉沉濡细，仍以原方进退，继投三十剂。

2014 年 1 月 6 日四诊时，其肝功检查已正常，患者自诉双手常干裂及角化现象均大有好转。余仍以原方加减治疗。

患者于 2014 年 3 月 22 日告知，B 超显示脂肪肝已由原来重度转为中度，血脂、血糖和血尿酸均已正常。

直至 2014 年 6 月 28 日患者复查，脂肪肝已无。其双手掌角化层已近消失。遂以原方再投十剂，以巩固疗效而收功。

【医话】

脂肪肝一病近年发病率增加较快，究其病因，大抵与人民生活提高，市场供应充足，导致饮食不节，嗜食肥甘厚味所致。

中医原无"脂肪肝"这一病名，余临床中体会，中医认知脂肪肝病，不外肝胆郁热兼脾胃湿盛，土壅木郁，木郁又促土壅，肝胆郁热与脾胃之湿因果相关。清肝胆之郁热而利于脾化湿运湿，醒脾化湿而利肝胆郁热得除，湿去则热孤。

然脂肪肝一病非一日之疾，乃饮食不节日久积累者为多，故难速解，须知素日所食之"湿热"已溶于细胞和血液中，将其清除非一朝一夕之功。

　　余临证中体验，轻度脂肪肝，无须药物治疗，调整饮食结构，配合适当体育锻炼即可消失。中度以上脂肪肝，必须配合药物治疗，严格忌口，以素食为主。临床证实，中度脂肪肝，需四至六个月左右消失，而重度脂肪肝大约治疗需九个月左右方能治愈。

　　余所拟柴胡胃苓汤乃取小柴胡汤、平胃散、四苓散三方相合而成，针对肝胆郁热、脾胃湿盛而用，治脂肪肝效果良好。

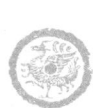

慢性乙型病毒性肝炎

张某某，男，24岁，北京中医药大学附属东方医院在读博士生。该患于2006年4月15日初诊。

因本人为学医的，所以病情叙述比较清晰：患有乙型肝炎大约7年之久，最近的检查结果显示为"大三阳"（表面抗原、E抗原、核心抗体三项均为阳性）、乙肝病毒DNA检测为4×10^3（正常值最高限为5×10^2）、谷丙转氨酶为142（正常值最高限为40）。目前患者有右胁肝区胀痛感，晨起口苦、小便黄，有乏力感，余无明显不适。

余查之，舌苔白腻，舌质红，边尖有瘀，脉象弦滑。

【病名诊断】 慢性乙型病毒性肝炎（简称"慢性乙肝"）。

【中医辨证】 肝经湿热，久而入络致瘀。

【中医治则】 清解肝经湿热，兼以凉血活血化瘀。

【中医处方用药】 柴胡解毒汤加味。

柴胡9克	黄芩9克	苍术15克	叶下珠25克
茵陈蒿25克	土茯苓30克	凤尾草12克	草河车15克
茜草12克	海螵蛸15克（先下）	土元9克	红花9克
（加）郁金15克	川楝子9克	桃仁9克	

【煎服方法及注意事项】

七剂，水煎服。日服一剂，早晚分温服之。嘱其忌烟酒，防过劳，忌辛辣、油腻、甜食、各种滋补品，保持良好

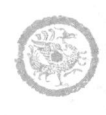

心态，生活规律。

【治疗经过和疗效】

该患因本身从事医学事业，所以治疗比较顺利，服用上方加减进退，共3个月左右，复查乙肝五项，已转为"小三阳"（表面抗原、E抗体、核心抗体均为阳性），谷丙转氨酶已正常，乙肝病毒DNA指数已正常，患者晨起口苦、小便黄、乏力及肝区胀痛均已消失，自觉如常人。查其舌苔腻象已无，舌质已正常，遂停药。嘱其定期复查，如有异常，要及时服药治疗。

【医话】

乙型病毒性肝炎是国人近代发生率较高的疾病之一，有报道称人数已达1.2亿之多。余曾在2000年中央电视台科教频道做过"中医治疗乙肝"的全国现场直播节目，在论及乙肝的中医药治疗时，余曾说过中医药治疗乙肝有一定难度，但若仔细辨证，积极治疗，还是能取得比较满意的疗效。

余临床治疗慢性乙肝病人，喜用"柴胡解毒汤"，此方乃是余早年研究生时代的恩师——刘渡舟老师的自拟经验方。

恩师刘渡舟一生有自拟治疗乙肝的一系列经验方：柴胡解毒汤、柴胡活络汤、柴胡鳖甲汤等等。余在临床开始治疗乙肝时，采用优选法，将个人所掌握国内名家治疗乙肝的经验用方（包括北京肝病大家关幼波老师），在临床中逐一选用，最终确认还是中医泰斗、伤寒大家，我的恩师刘渡舟老师之柴胡解毒汤等肝病系列方疗效较好。

余用柴胡解毒汤在治疗乙肝病人时随证加减，大体上

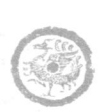

是：伴见鼻衄者，加生栀子、白茅根；伴有腹泻便溏者，酌加茯苓、白术；肝区刺痛、舌质瘀明显者，酌加郁金、桃仁、元胡、当归、赤芍、丹参、三棱、莪术；小便黄赤者，酌加大金钱草、生栀子、虎杖、石韦；伴见呕恶吐逆者，酌加清半夏、茯苓；伴大便干结者，酌加生川军；若已见脾大，或门静脉增宽，或肝内有结节属早期肝硬化者，舌质暗瘀较重者，酌加生水蛭、虻虫、大黄、桃仁（取抵当汤之义）；若黄疸明显者，酌加生栀子、少许生川军，黄疸甚者可再加大青叶。

治疗乙肝，不可速求，需慢慢图之；同时要叮嘱病人严禁烟酒、防止过劳，忌食肥甘厚味、辛辣甜食，各种滋补品，以防其助热增湿。

从中医角度而论，乙肝病人大多舌苔腻，或白或黄，总以肝经湿热者居多。肝炎病人常感乏力，因而病人自己也常常误认为是体虚需补，作为医生万万不可妄投滋补之品（除非在肝硬化晚期，出现脾虚正气不足之情者例外）。

须知，乙肝病人之乏力神疲，非正气之不足，乃湿热内蕴，郁阻气机所致，所以补法要慎用。此理犹如手表中的油腻过多时，手表就走不动了，或"不走"了，并非是没有电池了，清洗一下手表中的油腻就好了。

乙肝的治疗尚须注意凉血活血药的应用，北京现代已故中医大家、肝病专家关幼波老师曾讲过："治肝要活血，血活黄易却"、"治肝要化痰、痰消黄易散"，这是关老师经验之谈，不可轻视。

肝的生理特点也决定了治疗乙肝时须注意的方面：肝藏血（这一点，现代医学已充分证明了，肝是由无数丰富的血

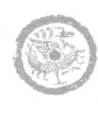

窦所组成)、体阴而用阳,体阴者肝血也,用阳者肝气也,所以在正常状态下,肝之气血疏畅条达则健康无病,倘若内因或外因无论何种因素导致肝气不舒,肝血不畅,则肝病生焉。所以我们在治疗肝病时,由始至终,不能忘记疏畅肝经气血。

清代中医治肝病大家王旭高,强调治肝先以解郁为开端。金元时期朱丹溪提出"主疏泄者肝也",无不强调在治肝病时一定要贯彻疏畅肝之气血为要。

要之,肝病初起病在气分,肝气之郁滞,久而久之由气郁日久而伤及血分,导致肝血之瘀。从慢性肝炎,逐渐发展为肝硬化,乃至肝癌的过程,实质上是病由气分到血分的过程,所以中医治疗肝病,自始至终都要强调疏畅肝经气血。

又,中医认为,肝病久而不愈会伤及于脾,出现肝病传脾的现象。医圣张仲景在《金匮要略》中早已明言"是肝之病,知其传脾,当先实脾,四季脾旺不受,即勿补之。中工不晓相传,见肝之病,不解实脾,唯治肝也",这一论断,在今日看来似乎平常,但在东汉末年时期,西方医学还没有形成,而医圣能有此开创性的论断,实为国人在医学方面的骄傲。

西方医学发展到今日,对肝病的认知已达分子生物学水平,肝炎日久不愈,会导致肝硬化、脾大,再进一步发展就会出现腹水,或发展成肝癌,这一过程充分显示了初病在气分,久病伤血,进而血行不畅而为水的疾病发展规律,也验证了仲景所言"血不利则为水"的论断。

中医在认知肝病传脾时,常以肝属木,脾属土,肝病传脾实质上是符合五行学说木郁而乘土的规律。中医在治疗肝

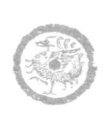

大医精诚 万世师表

病时，不仅要时刻考虑着疏畅肝之气血，同时还要时刻注意到病人的脾胃情况，倘若病人已出现大便稀溏，就必须在所治方药中加入健脾之品，如人参、茯苓、白术等，固护脾气，使脾不虚，是预防肝病传脾出现腹水的最佳选择。

在治疗肝病的过程中，从肝炎到肝硬化腹水，乃至肝癌，中医必须辨析病人的邪实之情：湿、热、瘀之多少；同时还要认知病人的正气，尤其是脾气是否亏虚，至关重要。所以中医治疗肝病，无论何等高人，都要煞费苦心，精心论治方能取得好的疗效，绝不是轻而易举所能做到的。

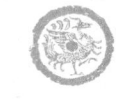

乙肝后肝硬化

王某，男，54 岁，黑龙江省龙江县人。该患于 2014 年 3 月 28 日初诊。

自诉患乙型病毒性肝炎已 20 余年，于 2013 年 11 月曾在上海第二军医大东方肝胆外科医院被确诊为"肝癌占位病变"，做微创手术，经皮肤肝穿刺微量波热凝肝癌损毁术，并做介入治疗。因其肝癌发现较早，故术后无须放疗和化疗。出院时诊断书内容如下：肝癌术后、乙型肝炎后肝硬化、脾大、胆囊多发息肉、乙肝携带者、良性前列腺增生轻度。患者因怕自己之肝硬化再发展为肝癌，思想压力很大，遂前来余之门诊就医。

余查询得知患者口服西药恩替卡韦已三年之久，目前自己感觉肝区时时闷痛，神疲乏力，心烦易怒，小便色黄，眼干不适，视其双手，呈明显的"朱砂掌"。

舌苔白腻，舌质暗红，舌底络瘀暗，脉沉弦有力。

【病名诊断】肝癌术后、乙肝后肝硬化（代偿期）。

【中医辨证】肝经湿热，久而伤血致瘀，目前瘀重热轻。

【中医治则】活血化瘀、疏畅肝经气血为主。

【中医处方用药】"化瘀通气方"加减（印会河教授自制经验方）。

柴胡 9 克	当归 15 克	紫丹参 15 克	赤芍 15 克
生牡蛎 30 克（先下）	红花 9 克	桃仁 9 克	䗪虫 9 克

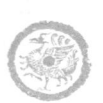

郁金 15 克　　　川楝子 12 克　　（加）生川军 3 克　　生水蛭 9 克

虻虫 6 克　　　太子参 30 克

【煎服方法及注意事项】

十剂，水煎服。每剂分两次服，每日服一剂半，早（餐前 1 小时）、午（下午三点左右）、晚（临睡前）分温服之。嘱其严禁烟酒、辛辣、油腻、甜食、生冷及难消化食品，防止过劳，心态良好，饮食要经过充分咀嚼后下咽，以防上消化道出血。

【治疗经过和疗效】

该患虽经肝癌手术四个月后，但目前仍以肝炎后肝硬化为主要病变，余视其脉证为肝经瘀血明显，遂投以上方治之。

因患者家住黑龙江省龙江县，来京就医有一定困难，遂于每次门诊时带药三十副。余以上方加减治之，但考虑其肝病已有癌变发生，虽已手术治疗，恐其再现，故每每于方中选加半枝莲、白花蛇舌草、生苡仁、败酱草、马齿苋、山慈菇等品以增其清解湿热瘀毒之力，治中有防，防其癌变再发生。直至 2014 年 7 月 21 日，近四个月的中药治疗，每天服 1 剂半，约服汤药近 170 副左右，该患自觉无任何明显不适，先后在两个医院做"核磁"复查，均已确认无肝硬化征象，胆囊多发息肉及脾大也随之消失，余视其双手肝掌已无，病人乏力神疲已无，心烦易怒早已消失，只是偶尔尚有肝区不适感（不胀、不痛）。余继投原方加减，改为日服一剂，欲巩固疗效以善其后，三个月后复查无肝硬化表现，肝功正常，遂停中药。

【医话】

余曾于 2000 年间在中央电视台科教频道做中医治疗乙

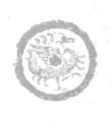

肝的现场直播节目，期间在回答主持人提出中医对肝硬化有什么好办法时，余曾说过，无论中西医任何人，如果说肝硬化好治或"保好"之类的话，那纯属骗人骗己。从现代医学角度讲，导致肝硬化的原因有很多：病毒性肝炎久而不愈，发展而成为肝炎后肝硬化；胆汁瘀积性肝硬化；血吸虫性肝硬化；酒精性肝硬化（营养不良性肝硬化？）；脂肪肝发展而来的肝硬化；循环障碍性肝硬化（包括心源性肝硬化、肝静脉阻塞所致的肝硬化等）；代谢障碍性肝硬化（见于血色病的铁代谢障碍与肝豆状核变性的铜代谢障碍所致的肝硬化）；还有到目前为止，尚难以认识清楚的原因不明的肝硬化等。

无论是上述何种肝硬化，在肝硬化代偿期，没有出现腹水时，中医常常是依据其主要临床症状表现而命名的。譬如病人以肝区疼痛或肝区胀为主要表现者，中医就称之谓"胁痛"或"胁胀"；以目黄、身皮肤黄染为主要表现者，中医就称之谓"黄疸"。

如果肝硬化发展到了失代偿期，病人出现腹水，肚腹胀大明显者，中医就称之为"单腹胀"或"臌胀"。其中以腹水尤著者，习惯上称之为"水臌"；若腹胀、腹壁青筋怒张（腹壁静脉曲张），按之腹板硬，面色黧青，舌脉瘀血明显者，中医又称之为"血臌"；若腹胀如鼓，按之柔软，以气胀为主者，中医又称之为"气臌"。然而气臌、血臌、水臌三证在临床中有时又难以截然分开，常常是三者参杂，只是以其中某一种为主而已，常常体现了气、血、水三者之间互为因果的关系，这就要求医者心明眼亮，判断无误，有的放矢。

余临床体会，腹胀大而按之柔软，属气臌为主者，治疗

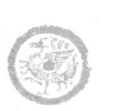

难度相对较小；腹胀大、按之较硬、腹壁青筋明显（腹壁 V 曲张），属血臌者，其治疗难度相对较大；肝硬化代偿期，有完全治愈的可能；失代偿的晚期肝硬化病人，大多能改善症状、减少痛苦，但难以治愈。早期肝硬化，病人仅表现为两胁胀，触诊可按及肝脾者，中医所谓"胁下痞硬"，又可按胁下癥积治疗。

本例病人虽经肝癌术后，其癌瘤病灶已损毁掉，但其余肝组织仍处在肝硬化阶段，脾大，肝区胀痛不适，所以余按胁下癥积治之，投以化瘀通气方，再加活血破瘀之品，以消癥除积。

在这里，我明确地告诉大家，举凡活血化瘀之品，大抵都入肝经。余所用于本例肝硬化病人的"化瘀通气方"（柴胡、当归、丹参、赤芍、生牡蛎、郁金、川楝子、桃仁、红花、桔梗、紫菀、䗪虫），实系北京中医药大学印会河教授自制经验方（其收于所著《中医内科新论》）。因本例病人无腹部胀痛，故减去方中之紫菀和桔梗；又因其瘀血较重而又曾致"瘀毒"（肝癌）的具体情况，余于方中加入虻虫、生水蛭、生川军少许，与原方中桃仁、䗪虫相伍，颇具抵当汤之力，而将本例肝硬化治愈。

肝硬化的治疗有一定难度，万不可速求。余在治疗肝硬化病人时，凡病人正气未见明显虚衰者，均于方中加入抵当汤。其川军用量约在 3～6 克之间，不可过量；而水蛭余喜用生者，欲增强其活血化瘀之力，对于肝硬化的治疗是大有好处的。

若肝硬化病人出现腹水者，其大便不稀溏，此水非脾虚所致，乃由血瘀而来，正是医圣仲景在《金匮要略·水气病

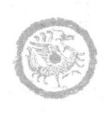

篇》所云"血不利则为水，名曰血分"，在治疗用药时当以活血化瘀为主，可酌情加入行气利水之品，如大腹皮、茯苓皮、泽兰等品。若病人腹水多、腹胀难忍，有时也仿印会河教授，于化瘀通气方中加入防己椒目葶苈大黄丸之组成（简称己椒苈黄丸，见于《金匮要略》），名"化瘀通气排水方"（印会河之自制经验方），开利三焦以治其水。倘若肝硬化病人出现大便稀溏，在治疗时必于方中加入健脾之品，如人参、茯苓、炒白术等，以防其腹水之出现，治中有防。

倘若病人肝硬化出现腹水，而正气又虚，此时就不可单纯地活血化瘀和行气利水，而要正邪兼顾，余常配用补中益气丸与化瘀通气排水方交替使用。

概而言之，治肝硬化，总以疏通肝经气血为主，活血化瘀为其主旨；出现腹水，也是由于"血不利则为水"所致，仍当以活血化瘀治其本，酌加行气利水之品治其标。

肝硬化无腹水，属代偿期，可选用印氏"化瘀通气方"。出现腹水时可选用印氏"化瘀通气排水方"（即前方加椒目、葶苈子）。方中桔梗、紫菀二药，可谓是印会河教授的神来之笔，欲利其水而先行其气，此二药相伍，实为"提壶揭盖"之法。

对于久病之肝硬化，在长期使用活血化瘀药治疗过程中，时刻不忘顾其正气，可于方中加入太子参以扶正祛邪。此药虽补气，但其性缓和、补而不峻，多用于病后调补或虚劳之证，用于肝硬化之人较为适合，既补其虚，又可防其补而敛邪增热。

肝硬化病人中，偶有属于肝肾精血亏虚所致者，其舌红无苔，舌质有龟裂，在治疗用药时就不能局限于活血化瘀一

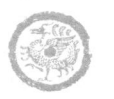

法，而当另拓蹊径，以养血柔肝为治的"柴胡三甲汤"加减治之，详见另案。

治疗肝硬化病人，医者万不可忽视医嘱，一定要叮嘱病人严格忌酒、禁烟、禁食肥甘油腻及辛辣和生冷难消化食品，防止过劳，防恼怒生气，并让病人养成细嚼慢咽的进食习惯，或半流食，以尽力避免胃底和食管下段静脉曲张破裂出血之发生。

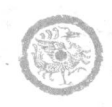

乙肝后结节性肝硬化

苗某某，男，61 岁，山东沂源县人。2011 年 12 月 17 日初诊。

自诉既往患乙肝 10 余年、Ⅱ型糖尿病 10 余年，于 2 年前因吐血而在当地县医院救治，确诊为"乙肝后肝硬化（结节性）、上消化道出血，脾大，胆囊炎"，目前化验检查肝功正常，乙肝 DNA 正常，自觉乏力、腹胀、两胁胀痛、心烦口臭、尿黄腿肿。余查其手掌呈"肝掌"（又称"朱砂掌"）。

舌苔黄，舌底络瘀甚，脉沉弦。

【病名诊断】 乙肝后结节性肝硬化。

【中医辨证】 肝胆湿热，日久致瘀。

【中医治则】 活血化瘀为主，兼清利肝胆郁热。

【中医处方用药】 化瘀通气方（印会河教授经验方）加味。

柴胡 12 克	当归 15 克	丹参 15 克	赤芍 15 克
生牡蛎 30 克（先下）	蟅虫 9 克	桃仁 9 克	红花 9 克
郁金 15 克	川楝子 12 克	紫菀 12 克	枳壳 12 克
海螵蛸 15 克（先下）	茜草 9 克	大金钱草 30 克	莪术 9 克
生川栀 9 克			

【煎服方法及注意事项】

七剂，水煎服，日服一剂，早晚分温服之。忌烟酒、辛辣、油腻、各种甜食饮料、一切难消化食物。嘱其进餐时一

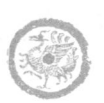

定要细嚼慢咽，以防止消化道出血，防过劳，保持心态良好。

【治疗经过和疗效】

2011年12月24日，患者复诊，告之腹胀减轻，仍口臭尿黄，腿肿，查其舌仍黄，舌底络瘀甚，脉仍沉弦，余遂于原方中加水红花子15克，坤草30克，泽兰15克。自此以后按此方治疗约42剂，患者告之尿色已正常，双腿肿消，乏力腹胀均无，自觉无明显不适，开始参加日常劳作。

继之查其舌苔已无白，舌质仍暗、络瘀，知其湿热已除，遂于方中去栀子、水红花子、泽兰、大金钱草。更因肝病日久，欲健其脾，遂于方中加入太子参30克，茯苓30克，白术15克；欲增其活血化瘀之功，遂加入生大黄6克，生水蛭10克，虻虫6克，取抵当汤之意。连用此方随证加减至2014年9月15日，该患携其夫人来看胃病，出示自己于2014年8月6日在医院检查的结果，B超报告肝胆胰脾未见异常，肝大小形态正常，包膜光滑，实质回应均匀，肝内外胆管未见明显扩张，胆囊形态大小正常，胆壁光滑，内透回声正常，胰腺及脾形态大小正常。

余知其西医检查已证实该患肝硬化已完全治愈，观其病人面色黧黑已无，红润光泽，精神饱满，喜笑颜开，遂停药治疗。嘱其拒绝烟酒，仍应保持饮食清淡，防止过劳，心态良好。本例病人连续服药924剂，而收痊愈之功。

【医话】

余临床治愈早中期肝硬化患者多人，体会如下：

一、凡早中期肝硬化病人处于代偿期、无腹水，倘若其肝功正常或肝功改变轻微，乙肝DNA正常，或丙肝RNA正

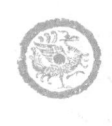

常，仅感觉肝区胀痛或脾区胀痛，舌脉瘀血征象明显，其肝硬化以瘀血为主者，应首先用印会河教授"化瘀通气方"加减治之，连续服药，多能收到满意效果。

二、倘若病人有腹水出现，西医所谓"肝硬化失代偿期"，中医称之谓"水臌"者，可与"化瘀通气排水方"中加入利水药，诸如大腹皮 30 克、茯苓皮 30 克、白茅根 30 克、玉米须 30 克、抽葫芦 30 克等。其腹水可望消退。

三、倘若病人既已形成肝硬化，并且肝功能、乙肝 DNA 或丙肝 RNA 均明显异常增高，舌苔黄腻、肝经湿热与肝经瘀血并重者，这时可考虑在刘渡舟教授"柴胡解毒汤"［柴胡 9～12 克，黄芩 9 克，苍术 15 克，叶下珠 30 克，茵陈 20～30 克，土茯苓 20～30 克，凤尾草 15 克，草河车 15 克，茜草 12 克，海螵蛸 15 克（先下），土元 9 克］的基础上加入活血化瘀之品，如桃仁、红花、生川军（此药不可多用，一般 3～6 克为宜）、生水蛭、虻虫、莪术、生牡蛎等；也可以将刘渡舟老师治乙肝的柴胡解毒汤（治肝经湿热为主）与印会河老师的化瘀通气方（治瘀血为主）两方相合，组成合方，视其病人湿热与瘀血之轻重而酌情变化两方之药量，或 1∶1，或 1∶2，或 2∶1，重在因病论治；倘若肝硬化病人出现大便稀溏，下午腹胀尤甚，腰背酸痛而脾虚之象明显者，余常选用柴胡桂枝干姜汤（医圣仲景之方）与化瘀通气方相合用之。

四、倘若肝病出现黄疸，又当于方中加入退黄之品（茵陈、栀子、大黄）；若热重于湿明显者，又可加大青叶，增强退黄之功。

五、倘若病人出现黄疸，黄色晦暗，属阴黄之人，又可

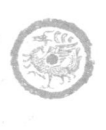

选用茵陈术附汤或茵陈五苓散，总不脱辨证论治之旨。

六、在治疗肝硬化病人过程中，随着病情之好转，可在治疗的后半程于方中逐渐加入健脾益气扶正之品，诸如党参、太子参、生黄芪、白术等，治肝不忘实脾。但必须切记，在肝经湿热没有清除之际，是要慎用补益之品，以免助湿增热。

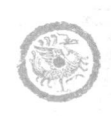

肝癌术后结节性肝硬化

龚某某，男，59 岁，北京通州区人。2013 年 11 月 23 日初诊。

自诉如下：于 2013 年 7 月 15 日在中国医学科学院肿瘤医院因肝癌住院治疗，并做了中低分化肝细胞性肝癌的肝右叶 Ⅴ、Ⅵ段切除术，于 2013 年 7 月 24 日出院。因其肝癌发现较早，故术后无须放、化疗，出院诊断为"肝癌术后、结节性肝硬化"。出院后曾于 2013 年 10 月 28 日做第一次介入治疗，又于 2013 年 11 月 19 日做第二次介入治疗，其时化验检查 AFP（甲胎蛋白）为 2304（正常值为 0～7），但介入治疗后出现胃痛，无食欲、呕吐，极度虚弱无力，精神疲倦不堪，嗜卧懒言，肝区不适，肝功异常，遂转而就诊于中医。

余观其面色黧黑，询知患者素日嗜酒（病术后已忌）、嗜食肉类，双手掌呈明显的"肝掌"状，小便黄赤，口气重，肝区隐痛。

验其舌苔白腻罩黄，舌质暗红有瘀斑，舌底络瘀明显，脉弦滑数。

【病名诊断】肝癌术后，结节性肝硬化。

【中医辨证】湿热内蕴，日久成瘀。

【中医治则】活血化瘀为主，兼清解湿热。

【中医处方用药】化瘀通气方加味。

柴胡 9 克　　　当归 15 克　　　丹参 15 克　　　赤芍 15 克

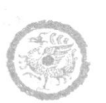

生牡蛎 30 克（先下）　桃仁 9 克　　红花 9 克　　䗪虫 9 克

郁金 15 克　　　川楝子 12 克　　紫菀 9 克　　桔梗 9 克

半枝莲 30 克　　白花蛇舌草 30 克　生苡仁 30 克　败酱草 30 克

生水蛭 9 克　　生川军 3 克　　　虻虫 6 克

【煎服方法及注意事项】

七副，水煎，日服 1 剂，早晚分温服之。嘱其忌辛辣、油腻、甜食、烟酒及各种滋补品，宜清淡饮食，防止劳累，心态良好，生活规律。

【治疗经过和疗效】

该患首诊时因两次介入治疗后出现无食欲、胃痛呕吐、神疲乏力，虚弱已极等症情，身体难支，故首诊时余先投以开胃进食之剂，其方如下：太子参 30 克，茯苓 30 克，炒白术 12 克，黄连 6 克，炒三仙各 10 克，清半夏 12 克，高良姜 6 克，香附 9 克，草豆蔻 9 克，炙甘草 6 克。以此方调治十天左右，患者之胃痛呕吐均消失，食欲大增，体力恢复。

自此以后，余改投化瘀通气方与抵当汤合方加味调治（见上方），随症加减：纳差时加炒三仙各 10 克，便干结时生川军增至 6 克，便溏时加茯苓 30 克，炒白术 15 克。

直至 2014 年 1 月 28 日，治疗近二个月余，复查 AFP（甲胎蛋白），已由初诊时的 2304 降至 468（正常值为 0～7），肝功已正常。以首诊方去半枝莲和蛇舌草，继续治疗，每日一剂，至 2014 年 5 月 26 日该患在北京中国医学科学院肿瘤医院复查，做加强核磁检查，报告肝右叶结节已消失。至 2014 年 12 月 23 日再次复查，报告为肝左叶、右叶结节均已完全消失，其甲胎蛋白为 42.99（病初为 2304，正常值为 0～7 之间）。至 2015 年 5 月 6 日复查 B 超，报告为：肝包膜

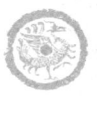

光整，质地回声均匀，门静脉无增宽，无异常发现，血生化报告及肝、肾功能一切正常，后又做核磁证实肝硬化之结节已全部消失，但仍诊为肝硬化。可见核磁检查比 B 超要精准得多。直至 2015 年 9 月，病人仍在坚持服用中药治其肝硬化，余深信其结节能消除，则消除硬化只需时日而已。患者已无任何不适，自觉如常人，面色光泽，精神饱满，体力如健康时一样。

【医话】

余将此病案记录下来，是因为本例病人之肝硬化非一般性肝硬化，乃是已经出现局部癌变了的肝硬化，并且经过手术切除癌变部位后的结节性肝硬化。经过纯中药治疗，其结节完全消失，这就有力地证实了如下几点：一，结节性肝硬化，哪怕是癌变切除术后的结节性肝硬化，是完全可以用纯中药治愈的。

二，肝硬化的治疗，不可速求，一定要守法守方，坚持治疗，才能获得满意疗效。

三，患者坚持服药和忌口，是配合治疗的重要因素。

四，化瘀通气方是北京中医药大学印会河教授治疗肝病的经验方，余学习用之于治疗肝硬化，常于该方中加入抵当汤与当归、芍药相伍，养血柔肝与化瘀并行，意在增其化瘀散结之力而又不伤肝，每每收到满意之疗效，远远超过一般活血化瘀之品的疗效，这是我要强调指出的。

五，对于抵当汤而言，医者皆知，但在临床中使用者甚少，这是最大的遗憾。仲景为我们开创了抵当汤用于瘀血证的先河（治疗瘀血发狂、瘀血发热、瘀血发黄、瘀血善忘、瘀血经闭不行等等，详见《伤寒论》和《金匮要略》），今

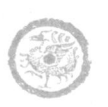

人却鲜有用者，究其原因，恐是误以为抵当汤化瘀开结之力峻猛，有损伤人体正气之弊端，遂胆怯不用。余近二十年来，喜用抵当汤与他方相合，治疗内科瘀血证、妇科瘀血证，屡建奇功，所以在此指出，望医界同仁将抵当汤用于临床。余在用抵当汤治疗结节性肝硬化及脑梗、心梗病人中，久服常服，疗效显著而绝无损伤人体正气之害（通过检查病人的全血生化，验证无任何损伤）。

六，余临床治愈肝硬化病人甚多，有明显的体会，即肝硬化如果处于"代偿期"，没有出现腹水或呕血便血者，纯中药治疗是可以完全治愈的。倘若肝硬化已到了"失代偿期"，出现腹水或呕血便血的病人，中药治疗可以在一定程度上改善或缓解病情，要想完全治愈很难达到。

还要补充的是，如果肝硬化病人的肝功异常，舌苔腻象明显者，治疗时必须将抵当汤与柴胡解毒汤等清热解毒祛湿之药方相伍，视其湿热与瘀之孰轻孰重而灵活组成合方。

若以瘀血为主，湿热较轻、肝功损伤不显著者，如本案病人，余常以化瘀通气方合抵当汤合方治之而效。

须知，生苡仁这味中药，看似平常，实际上生苡仁是治疗肿瘤的常用药。现代西医用于治疗肝癌的康莱特注射液，就是生苡仁提取加工而成。本品无毒性、价廉，可久用之。余常以生苡仁和败酱草相伍用于治疗肝硬化兼有湿热者，实是不可多得之品，既可清肝胆湿热、排其毒，更有治中有防、防其癌变的积极作用。

又，余临床体会，大多数癌瘤除了瘀血和痰浊之外，尚有湿邪蕴结其中，故在此提出，在治癌防癌的过程中，千万不要忘记祛湿化湿之法。

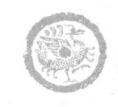

肝脓肿（肝痈）

袁某某，男，36 岁，工作于北京乐金飞利浦电子有限公司。该患于 2006 年 7 月 8 日来余之门诊就医。自诉因肝脓肿于 2006 年 3 月在中日友好医院住院治疗月余，于 2006 年 7 月 7 日出院，肝脓肿由入院时 7 厘米 × 7 厘米缩小到出院时的 4.6 厘米 × 4.8 厘米。目前已做"引流术"3 个月，仍在插管引流，但肝脓肿停留在 4.6 厘米 × 4.8 厘米，不再吸收已近三十天，无奈之下想用中医药治疗。

余阅读其所带病例资料，该患尚伴有右胸膜肥厚、双肺下叶炎性变，查询得知该患在肝脓肿发病前，嗜食辛辣，经常饮酒，工作压力大。目前两胁不适，右胁较明显，特别在躯体活动度较大时右胁有胀痛感，便溏不成形。

验其舌苔白腻，舌质红绛，脉弦滑数。

【病名诊断】 肝脓肿（中医：肝痈）。

【中医辨证】 饮食不节而湿热内生，情志不畅而肝郁化热，湿热合邪而发为肝脓肿。

【中医治则】 清热解毒，祛湿化瘀消痈。

【中医处方用药】 清热化湿解毒汤（自拟经验方）加味。

鱼腥草 40 克	生冬瓜仁 40 克（打）		生苡仁 40 克
芦根 30 克	浙贝 9 克	桔梗 9 克	败酱草 30 克
马齿苋 30 克	山慈菇 9 克	桃仁 9 克	（加）穿山甲 9 克
皂刺 9 克	郁金 15 克	川楝子 12 克	茯苓 30 克

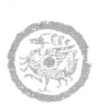
白术 15 克

【煎服方法及注意事项】

水煎服，每剂分二次服，日服一剂半，分早（餐前一小时）、中（下午三点左右）、晚（临睡前）三次服。忌烟酒、鱼肉海鲜、辛辣甜食、一切滋补品；蔬菜中忌韭菜、茴香、香菜。嘱其以素食为宜，防止过劳，保持良好心态。

【治疗经过和疗效】

自 7 月 8 日初诊接受中药治疗，停用一切其他药物，到 8 月 2 日共服药 35 剂，中日医院复查，显示肝脓肿由原来的 4.6 厘米×4.8 厘米缩小到 3 厘米×2.6 厘米。

余仍以初诊方治疗，时加双花、连翘、公英、地丁等药治疗，于 8 月 25 日拔出引流管，改为日服一剂，分早晚二次服。

于 9 月 3 日中日医院再次复查，确认肝脓肿已完全吸收，双肺下叶炎症亦随之而愈，患者无明显不适，遂停药治疗，共计服中药治疗 55 天而收全功。

【医话】

余临床数十年，经治肝脓肿患者仅 6 例，全部是经西医治疗后对抗生素产生耐药性，在治疗上感到棘手后转而用中医药治疗，疗程均在 2 个月左右，肝脓肿全消失，全部治愈。

自拟"清热化湿解毒汤"是余之经验方之一，实系千金苇茎汤加味而成，其方组成为：鱼腥草 40 克，生冬瓜仁 40 克（打），生苡仁 40 克，芦根 30 克，浙贝 9 克，败酱草 30 克，马齿苋 30 克，山慈菇 9 克，桃仁 9 克。

余在临床中随证加减，大便干结者加生川军 3～9 克；

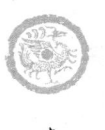

用于治疗肺脓疡（中医称为"肺痈"），加桔梗和葶苈子各 9 克；用于治疗肝脓疡或用于治疗急慢性胰腺炎时，常加双花 30 克，公英 30 克，地丁 9 克，连翘 9 克；用于治疗急慢性阑尾炎时，常配合大黄牡丹皮汤；用于治疗妇科诸多炎症，如盆腔炎、附件炎、宫颈糜烂等，常配用穿山甲 9 克，皂刺 9 克。

需要特别强调的是，余临床中使用自拟"清热化湿解毒汤"加减，治疗诸多炎症，但这些病人之舌象必是黄腻或白腻苔，病证属于湿热为患者，投之取效。

倘若一些西医诊断为炎症病人，从中医角度而论属于瘀血或阳虚者，此方不宜。

换言之，西医范畴中的炎症病人，大多数能归属于中医所谓的热证或湿热证，用清热解毒之品治之或清热祛湿之品治之。但也有一少部分人的炎症从中医角度论，是属于虚寒的，或痰湿的，或瘀血的，则当以温补法、化痰祛湿法、活血化瘀法分而治之。此理跟高血压病人，属于肝阳上亢型者居多，亦有属于阳虚水泛者，道理雷同。

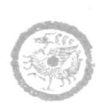

腹泻（理中汤证）

曹某某，男，30岁，北京人。2011年7月12日初诊。自诉腹泻病史有5年左右，每逢食凉饮食或凉风吹腹，或久坐凉地而引发腹泻，日大便3～5次，严重时便为稀水，手足不温。

余查之，该患舌苔薄腻，舌质淡嫩，脉象沉弦滑无力。

【病名诊断】 腹泻。

【中医辨证】 脾阳虚。

【中医治则】 温补脾阳。

【中医处方用药】 附子理中汤加味。

党参 30克　　炒白术 30克　　焦白术 30克　　　炮姜 10克

炮附片 6克　　炙甘草 6克　　（加）川黄连 6克

【煎服方法及注意事项】

七剂，水煎服，日服一剂，早晚分温服之。嘱其忌油腻、生冷、难消化食物。

【治疗经过和疗效】

7月19日该患前来复诊，告之腹泻已止，已无明显不适，余遂以原方中去附子和焦白术，即理中汤加黄连之组成，嘱其连服七剂，以善其后。

【医话】

慢性腹泻，有寒热虚实之分，当以舌脉为据来加以判断。凡见舌淡嫩、脉沉无力者，皆当以脾虚论治。因脾主中

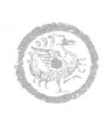

州主运化，脾阳虚则寒湿内盛，运化不利，必导致腹泻，甚则如水。

此例病人出现手足不温，是脾阳虚腹泻日久，有损肾阳之征兆，故在初诊时采用附子理中汤治之，加焦白术以增燥湿止泄之功，又恐附子和炮姜温燥太过，少加黄连以佐之，更有苦以坚阴和厚肠止利之功。

二诊时因其手足不温已无，遂于方中减去附子，腹泻已止而去焦白术，药物组成实际是理中汤加黄连，后世医者常将此方称之谓"连理汤"，不可不知。余临床喜用此方治疗脾阳虚腹泻之人，脾阳虚特甚者，出现手足不温，或自觉腹中冷者，又常在方中加入少量炮附片 6 克，要知脾阳虚日久可损及肾阴，要治中有防。

脾阳虚腹泻之证，常被西医诊断为"慢性肠炎"或"慢性结肠炎"，该证和一般伤食腹泻不同，伤食所致腹泻常是突发的，伴有呕吐，或腹泻时伴有腹痛，舌苔和脉象亦无虚寒之象。

典型病例：余曾以附子理中汤加黄连治一朱姓女士，51岁，江苏常州人，患大便稀溏，晨泻明显，有完谷不化，全身比常人畏寒怕冷，畏冷食，食则腹泻更甚。舌嫩脉弱，诊脾肾阳虚而投附子理中汤加黄连治之。数月后带其子来京看病，告之她的腹泻在吃完一剂药后即止，自己在当地连用原方服一个月，完谷不化已愈，面色转佳，体力倍增，身轻神爽。

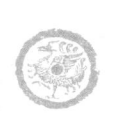

胃溃疡

吕国文，男，68，内蒙古赤峰市人。于 2014 年 6 月 7 日初诊。

自诉于 2013 年 7 月在当地做胃镜检查，报告为"慢性浅表性胃炎伴胃多发溃疡灶"；曾于 2014 年 4 月 22 日在北大三院做前列腺切除术，查出右肾囊肿。既往患有口腔溃疡 10 年左右，常年反复发作。目前自己感觉餐后胃胀，偶有胃痛，时时反酸，有口臭、大便不成形，素日经常饮酒，心烦起急，伴有焦虑现象。

余查之，舌苔腻黄，舌质偏红，脉弦滑数。

【病名诊断】慢性浅表性胃炎，合并胃溃疡、复发性口腔溃疡。

【中医辨证】脾湿胃热。

【中医治则】清胃热，化脾湿。

【中医处方用药】清胃理脾汤加味。

苍术 12 克	厚朴 12 克	陈皮 9 克	川黄连 9 克
黄芩 9 克	清半夏 12 克	干姜 3 克	炒三仙各 9 克
生地 12 克	木通 6 克	竹叶 3 克	生栀子 6 克
豆豉 9 克	生甘草 6 克		

【煎服方法及注意事项】

七剂，水煎服，日服一剂，早晚分温服之。嘱其忌酒，服药期间忌油腻、辛辣刺激性食物、生冷黏腻及难消化食

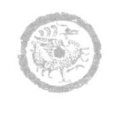

物，不吃水果及零食为宜。

【治疗经过和疗效】

6月14日患者来复诊，告之其胃反酸已无，口腔溃疡已愈，大便已成形，心烦已无，胃胀大减。余查其舌苔白微腻，脉弦滑，以原方去掉生地、木通、竹叶、生栀子、豆豉，改炒三仙为焦三仙，生甘草改用炙甘草，再投十剂。

于2014年8月30日，其家人来余门诊看病，代该患转告余，患者共服药17剂，于7月15日在当地复查胃镜，报告显示为慢性浅表性胃炎，原来胃多发溃疡灶已全部愈合。

【医话】

胃溃疡一病，其临床表现多以胃痛，餐后呕吐、反酸等为主要表现，中医则分别称之为胃痛、呕吐、反酸等病。倘若病人三者并见，则三者并列称之。现代医学已发展到分子生物学水平，其消化道疾病，从食管到直肠，可用内窥镜直接观察，看得一清二楚，所以凡是胃肠镜所诊断的病，诸如食管炎、食管癌、胃炎、胃癌、胃溃疡、十二指肠息肉、结肠炎、结肠溃疡、结肠癌等，余临床皆沿用西医诊断之病名，目的在于诊断清楚明了，便于掌握，也可以将其视为洋为中用吧，或叫"衷中参西"，即西医诊断，中医药治疗。因为这类疾病单凭中医切脉是难将病了解得如此清楚。

胃溃疡病人从中医角度论治，大体可分为脾胃虚寒型、脾湿胃热型、肝胃不和型三种。脾胃虚寒型，其证候表现为，胃痛餐后得缓，面色㿠白，大便稀溏，食少纳呆，口不渴，畏冷食，常有感寒冒凉，或冬春变季时，或贪凉饮冷而发病，舌淡嫩，脉弱无力，余喜用人参健脾丸加味治之。肝胃不和型，其证候表现常为嗳腐吞酸，两胁胀闷或胀痛不

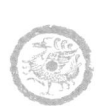

适，口苦舌干，苔白脉弦，可选用柴胡疏肝散、小柴胡汤、柴平汤等加减治之；脾湿胃热者，其证候表现为餐后胃胀为主，多伴餐后反酸、口糜、口气臭、面色油垢、舌苔腻、脉弦滑或数，本例病人即属于脾湿胃热者，遂投清胃理脾汤加味而获效。初诊时方中加入导赤散，因该患口糜多年反复发作，故用之（余临床治口腔溃疡，喜用此二方相伍而收效）。二诊时因口糜已愈，遂减之。方中加入半夏和干姜，乃取此二药与黄连、黄芩相伍，有半夏泻心汤之义，欲增强治疗口糜和胃溃疡的功效。

半夏泻心汤亦可治口糜，是受仲景在《金匮要略》中用其治疗狐惑病的启发而来。更因早年余在大学实习时，一位老师治口糜喜用"水火散"（即黄连与干姜相伍），称干姜与黄连相伍，善治口糜，又止口糜之痛甚好，遂加少许干姜于方中。倘若仅用黄连与干姜二味药治口糜，二药用量之比为4:1为宜。

余在早年治疗口糜时多用导赤散，其间有不效者，发现其舌苔多黄腻，遂改投清胃理脾汤而效。

余临床体会，凡口腔溃疡多年不愈而反复发作者，其病人又常常伴有胃或十二指肠或结肠部位的溃疡。余思之，大抵口腔黏膜也同食管、胃、肠的黏膜一样，都是消化道黏膜的一部分，只是其部分偏上而已。因此，凡遇口腔溃疡多年不愈而又反复发作者，应当提醒病人注意胃及肠的黏膜溃疡存在的可能；而治愈口腔溃疡，这对其消化道溃疡的防治上是大有好处的，早发现、早治疗，防微杜渐，防患于未然，这在一定程度上可预防或减少胃肠溃疡的发生，以及在一定程度上有防治潜在的隐性胃肠溃疡发展成癌变的可能。

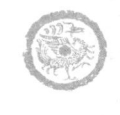

慢性胃炎并胃息肉（胃脘痛）

　　袁某，男，49 岁，北京国营 6971 厂高级工程师，家住海淀区双榆树北里。1988 年 8 月 14 日初诊。

　　该患自诉于 1985 年 5 月 15 日在北医三院因胃痛做胃镜检查，怀疑"贲门癌"，翌晨做胃肠造影，诊断同上。后来到北京中国医学科学院肿瘤医院先后做胃镜三次，未查得癌细胞，"拉网"亦无异常发现，但在 1985 年 6 月 22 日于北医三院终按贲门癌做胃切除术，术中认为癌已转移，变胃全切术为部分切除术，切除三分之二，保留三分之一，术后病理报告为"嗜酸性细胞肉芽肿"。1987 年 11 月因胃隐隐作痛而在北京三院复查胃镜：报告为浅表性胃炎，伴嗜酸性细胞浸润息肉（被视为癌前病变），大小为 1.0 厘米 × 1.0 厘米。患者因在残留的三分之一胃中又出现息肉，心理压力很大，因自觉身体虚弱，不敢再做手术，欲求中医药治疗。

　　余查之，病人面色㿠白无华，语声低微，续断无力，食少纳呆，胃中隐痛，食难用饱，饱则胃胀痛，畏冷食，晨起及餐后吐涎沫，大便稀溏，日 1～2 次，验其舌润而淡，脉弦滑无力。

　　【病名诊断】慢性胃炎并胃息肉；中医诊断：胃脘痛。

　　【中医辨证】脾胃虚寒。

　　【中医治则】温补脾胃，兼以益气活血。

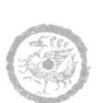
【中医处方用药】 健脾丸加味。

党参 18 克	茯苓 15 克	炒白术 15 克	陈皮 6 克
木香 6 克(后下)	砂仁 6 克(后下)	焦三仙各 10 克	炒山药 18 克
草豆蔻 9 克	制九香虫 6 克	五灵脂 10 克	
生蒲黄 10 克(布包)	三棱 6 克	莪术 9 克	生黄芪 18 克
黄连 3 克	炙甘草 6 克		

【煎服方法及注意事项】

水煎服，日一剂，早晚分温服之。忌烟、酒及生冷黏腻和难消化食物，不吃零食，嘱其保持良好心态。

【治疗经过和疗效】

本例病人以健脾丸为主方，加减治之，病人胃脘痛胀明显减轻、食量有加，大便逐渐成形，日一次，面色转佳，自觉精神和体力均大有好转。服药 77 剂后于 1988 年 12 月 18 日在北医三院复查胃镜，所见原有息肉已从 1.0 厘米 × 1.0 厘米减少为 0.5 厘米 × 0.5 厘米。

余仍以原方随症加减治疗，于 1989 年 11 月 22 日服药 231 剂后在北医三院复查胃镜，其息肉已消失，报告为"未见息肉，浅表性胃炎伴糜烂"。

余仍以原方加减，至 1990 年 6 月 21 日，共服药 343 剂，北医三院复查胃镜，报告为"未见息肉，正常胃壁结构"，遂停药。该患于 3 个月后因工作去日本访问，在日本复查胃镜显示："胃黏膜正常"。

【医话】

慢性胃炎是一种常见的慢性胃病，包括浅表性、糜烂性、肥厚性、出血性、疣型、萎缩性等等，要想达到完全治愈难度较大。本例病人不仅息肉消失，且胃黏膜完全恢复正

常，这是和患者坚持服药直接相关，同时也反映出中医药在治疗慢性胃炎上有一定的优势。

余临床数十年用人参健脾丸加味，胃痛胃胀者，加高良姜6克，香附9克，草豆蔻9克；少气无力并见食少纳呆者，加生黄芪18～30克，三棱6克，莪术9克，此乃张锡纯老先生之经验，"三棱、莪术与参、术、芪并用，大能开胃进食"（见《医学衷中参西录》一书）；胃痛反酸者，加用煅瓦楞30克（先下）；萎缩性胃炎常用制九香虫6克，制刺猬皮6克；糜烂性胃炎，川黄连加至6～10克。随证加减治之，收效甚好。其中萎缩性胃炎，经治1～2年后转变为浅表性胃炎者甚夥，若追究余以人参健脾丸加味治疗慢性胃炎之法的来源，乃学习中医大家王绵之老师的经验而来。

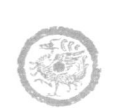

萎缩性胃炎

申某某，男，40岁，任职于北京师范大学。2014年12月8日初诊。

该患自诉曾于2004年12月6日在北京306医院做胃镜检查，诊断为"慢性萎缩性胃炎，伴十二指肠球部溃疡、幽门闭合不良"。

目前患者主要表现为胃脘部胀痛、不敢饱食、神疲乏力。余查询得知该患工作担子重，畏冷食，大便溏，口不渴，面色无华。

苔薄白腻，舌质淡而偏暗。脉沉弦无力。

【病名诊断】慢性萎缩性胃炎（中医病名：胃脘痛）。

【中医辨证】脾虚胃弱，兼肝气不疏。

【中医治则】健脾益胃，兼疏肝解郁。

【中医处方用药】健脾丸加味。

太子参30克　炒白术25克　茯苓15克　　陈皮6克

草豆蔻9克　木香6克(后下)　砂仁6克(后下)黄连3克

焦三仙各9克　炒山药30克　　炙甘草6克　（加）制九香虫6克

制刺猬皮6克　清半夏12克　高良姜6克　　香附9克

【煎服方法及注意事项】

七剂，水煎服，日服一剂，早晚分温服之。忌生冷黏腻及难消化和油腻食物；嘱其不要吃零食，按时进餐。

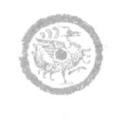

【治疗经过和疗效】

该患用上方加减进退，连续服药半年左右，于 2005 年 5 月 21 日在北京协和医院做胃镜复查，报告为"慢性浅表性胃炎"，十二指肠球部溃疡已无，幽门闭合良好。病人神疲乏力已无，饮食已如常，大便正常。遂以中成药人参健脾丸，日服两次，每次两丸，连服月余，巩固善后。

【医话】

萎缩性胃炎是慢性胃炎中较为严重的一种，常被视为胃癌的前期病变。到目前为止，从现代医学角度讲，尚无满意的药物，治疗效果不理想。

余临床中常用健脾丸为底方加减，改做汤剂服用，治疗萎缩性胃炎取得满意疗效，且均以胃镜复查为判断疗效的根据。方中加用制九香虫和制刺猬皮乃师印会河治萎缩性胃炎之法，其选用健脾丸为底方做汤剂，也是学中医大家王绵之老师治脾胃之方法。

余体会，中医临床，不仅要有厚实的中医之功底，更要善于学习中医名家之经验，纳诸家之长归为己有，对于提高疗效大有裨益。

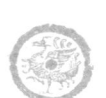

大医精诚万世师表

类风湿

　　韩某某，女，51 岁，北京朝阳区八里庄北里人。2004年 6 月 7 日初诊。

　　自诉患关节痛病多年，于半年前在北京协和医院免疫科确诊为"晚期类风湿"。患者目前病情表现为发热，体温在38.1℃～38.4℃之间波动，血沉为 97（正常值上限为 20），类风湿因子检测为阳性（400），C 反应蛋白增高。患者双手指关节、肘关节明显肿痛变形，微红，腕、肘关节活动受限，自己不能洗脖子，双膝不能屈伸和抬举，双足不可着地行走，需家人搀扶来门诊就医。协和医院免疫科医生给药多种，病人恐其副作用而不敢服用，遂前来求治于中医。

　　余查之，舌苔白腻、舌质暗，脉沉弦。

　　【病名诊断】类风湿。

　　【中医辨证】瘀热挟湿，久成尪痹。

　　【中医治则】活血逐瘀，清热祛湿。

　　【中医处方用药】身痛逐瘀汤加味。

当归 15 克	川牛膝 12 克	地龙 30 克	羌活 9 克
秦艽 9 克	香附 9 克	川芎 6 克	生黄芪 30 克
苍术 15 克	黄柏 15 克	五灵脂 9 克	桃仁 9 克
制没药 6 克	红花 9 克	炙甘草 6 克	（加）青风藤 30 克
忍冬藤 30 克	海桐皮 12 克	片姜黄 12 克	生苡仁 30 克

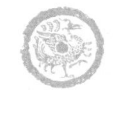

乌梢蛇 30克　　双花 30克　　　连翘 12克　　　穿山甲 9克

皂刺 9克

【煎服方法及注意事项】

水煎服，日一剂，早晚分温服之（餐前一小时以上，餐后两小时以上，免于药液与食物相混而影响药效）。嘱其切勿着凉、勿过劳，忌豆类食物如黄豆、豆汁等，勿食生冷，勿饮酒和各种药酒。

【治疗经过和疗效】

患者于 2004 年 10 月 18 日复诊，告之用上方治疗 14 天后，其体温已正常，自己又按药方继服 20 剂后，可独立行走，不用家人搀扶，认为治疗效果好，就一直按照原方买药继续服用。

于 2005 年 3 月 18 日来余门诊，告之其仅存双膝肿痛，右侧重于左侧，走路已不需别人搀扶，手指关节和腕、肘关节肿痛已不明显，可以正常梳理头发，希望余为其调方。余查其舌苔白腻，舌质暗红，脉沉弦，遂于原方中加入独活 9克，威灵仙 30 克，继续治疗，煎服同前法。

患者于 2005 年 6 月 1 日携其外孙前来门诊治疗咳嗽，告之其血沉和类风湿因子均已正常，并且已停中药 10 余天了，自认为不需服药治疗。余查其舌苔白薄腻，舌质尚暗，脉沉弦，嘱其再服用 20 剂，隔日服一剂，以善其后，防止复发。

【医话】

类风湿一病，有反复发作性、致残性、难愈性等特点，故该病在治疗上有一定的难度。现代医学常联合用药，或应用激素，甚至借用抗肿瘤的甲氨蝶呤治疗。

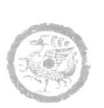

本病应归属于中医的"痹证"范畴，在《黄帝内经·素问·痹论》篇中有"风气胜者为行痹"、"湿气胜者为着痹"、"寒气胜者为痛痹"之记述。然而从现时临床角度分析，除上述诸痹之外，更以关节红、肿、热、痛为主要表现而属于湿热痹者居多，或以湿热痹兼瘀者居多，究其原因，大抵与今人以酒为浆、以肉为粮的不良饮食结构有关。

本例病人即是一个以关节痛为主要表现，瘀血为主、兼有湿热的类风湿病人，其多处关节疼痛，伴有红、肿、热，舌腻质暗，一派瘀而兼湿热之象，但瘀重于湿热，故取王清任之身痛逐瘀汤加味治之。这一方法乃是学习印会河教授之经验而来（见印会河老师所著《新编中医内科学》）。

身痛逐瘀汤乃王清任所创，该方原为瘀血身痛而设。本例病人因其既有瘀血，又兼湿热，遂于方中加入青风藤、忍冬藤、生苡仁等是余治疗类风湿之经验用药，用量重则效果好，增其清热祛湿通络之力；加穿山甲和皂刺，取其加强活血消肿止痛之良能；加片姜黄和海桐皮，乃取吴鞠通治湿热痹之肘膝肿痛的经验。

刘渡舟老师生前给研究生讲过，倘若类风湿病人其关节以红、肿、热为显著特点，其舌苔黄腻厚者，又当以湿热痹兼瘀论治，且为湿热重而瘀轻，此时又当以清热化湿利湿为本，兼活血化瘀之法治之。

其关节红、肿、热、痛偏于下肢，重在于髋、膝、踝等部位者，宜选用善治下焦湿热的加味苍柏散加减治之。

若关节红、肿、热、痛程度上肢重于下肢者，伴有发热者宜选用防己茯苓汤加减治之，滑石、生苡仁、生石膏均可加入。

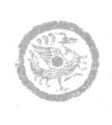

在临床实践中，尚可遇到以全身肌肉疼痛为主要表现，而关节痛不明显，舌苔白腻或黄腻者，亦当按湿热痹论治，只不过其"痹"在肌肉为主，此时可运用当归拈痛汤加减治之。

上述所言，恐有不当之处，望同仁斧正。但有一点必须强调，凡病情中兼有湿热合邪为患者，在治疗用药时必须以治湿为主，兼以清热，湿去则热孤矣。倘若湿热合邪之症，用药以清热为主，常因清热之药多苦寒而会造成冰伏病机，湿邪凝滞不化，湿邪不去其热亦难清之势。须知，湿与热合邪为患，热蕴湿中，湿遏热伏，如油入面，难解难分，故治疗湿热之病证，又必须守法守方，不可速求。

举凡现代医学中治疗上感到棘手之病，诸如类风湿、红斑狼疮、慢性肾病、牛皮癣、病毒性肝炎、顽固性皮肤病，大多与湿热有关。余临证体会，一个中医，能学会治湿，这在临床水平上会有很大的提高。

湿邪又分外湿内湿，相比之下，外湿易解，内湿难化。湿又有上、中、下三焦之分，治上焦湿，当芳香化湿；治中焦湿，宜苦温燥湿；治下焦湿，宜淡渗利湿。吴鞠通之《温病条辨》、王孟英之《温热经纬》、薛生白之《湿热病篇》等书中论治湿热湿温证的诸多论述和方剂，都值得我们认真学习和体会。

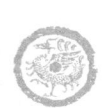

痛 风

孙某某，男，35岁，解放军总装备部领导。该患与余之本校郝宗和老师为"北京发小"之交，1996年5月余应郝老师之邀，前去孙某家中为其治痛风病。

余见该患平卧于床，不敢起动身体，询知该患痛风病已三年余，其间已发作过两次，本次为第三次发作，左踇趾处红肿，疼痛甚剧，连患处覆盖床单都难以忍受，虽痛发于左踇趾，但全身不敢起动，稍一起动则引发患处剧痛不已，无法下地行走，只好请余家中诊治。

余观之患者，颇有"痛不可近"之状，其身边女军医朱某告之该患血化验显示转氨酶已升至96（正常值上限为40），血尿酸升至580（正常值上限为416）。患者左踇趾上方红肿灼手，范围约4厘米×5厘米，舌苔黄腻而厚，舌质红暗，脉弦滑而数。仔细查询，得知其小便黄赤，大便不成形，每日2～3次。又因素日应酬而常饮酒及品食海味，本次发作自觉与进食饮酒有关。

【病名诊断】痛风。

【中医辨证】饮食不节，湿热下注，久而瘀阻络脉。

【中医治则】清热祛湿，活血通络，消肿止痛。

【中医处方用药】加味苍柏散加味。

苍术 15克	黄柏 15克	白术 15克	羌活 9克
独活 9克	生地 12克	知母 9克	当归 12克

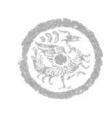

赤芍 15克　　川牛膝 12克　　木通 6克　　　木防己 12克

木瓜 6克　　　炒槟榔 9克　　生甘草 6克　　桃仁 12克

红花 9克　　　连翘 12克　　　制没药 6克

【煎服方法及注意事项】

七剂，水煎服，每剂分两次服，每日服 1 剂半，分三次服。嘱其忌口如下：酒、鱼、肉、海鲜、蘑菇、虾皮、油菜、菠菜、菜花、菜豆类、水产品、动物内脏、浓鸡汤肉汤类、辛辣及花椒、大料、胡椒等调料。宜清淡饮食，严禁滋补品及滋补药。

【治疗经过和疗效】

病人服药五天后，自己步行前来门诊看病，并告之不但足趾红肿痛近无，行如常人，而且化验显示转氨酶已正常，血尿酸尚高。

余继投原方加减治疗 20 余日，病证痊愈，血尿酸亦正常，遂停药。两年后，该患调去海南岛工作，前来与余辞行，知其病未发。

【医话】

"痛风"一病，中西医皆有其名，到目前为止，从世界范畴而论，西医药对本病的治疗效果很不令人满意。然而，余临床四十余年对本病的治疗效果却非常显著，余曾在 2000 年凤凰卫视台与狂言要消灭中医药之徒进行辩争时，向现场的西医嘉宾们宣称用中医治疗痛风疗效近乎百分之百。到目前为止，余对本病的治疗尚无一例不效，这也是我时时感到自豪的，这是中医的自豪和骄傲。

所以余在此郑重地说，加味苍柏散加味，治疗痛风疗效显著而肯定，望中西同道临床用之、验之、推广之。须指

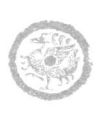

出，使用该方时一定掌握好该方的药物用量和忌口。

加味苍柏散一方，载于清代吴谦所编《医宗金鉴》，原方并没有提及用于治痛风，而是用治湿热脚气属邪实正不虚者，余借用其方治疗痛风而获显效，取其同为湿热下注病耳。这就充分体现了中医辨证论治的特点和优势，即中医辨证论治要在抓主证，而最高层次的辨证论治是抓病机，病机相同就可一法治之而效。

痛风一病，因其痛处显现红、肿、热、痛之特点，舌苔又多黄腻，舌质暗红，概而言之，其病机为湿热挟瘀，遂用原方治其湿热。及因湿热内蕴日久，久而入络伤血，造成络中瘀热，故于原方中加桃仁、红花、没药、连翘清散血中瘀热耳。当然，痛风发于膝下及足部者为多，可称为湿热下注。然余临床所见，痛风发于手及上肢者亦有之，用之亦效，此时又当于方中加入片姜黄；倘若双膝关节周围之痛风，是红肿热痛者，又当于方中加片姜黄和海桐皮。

又，朱丹溪曾有"上中下痛风方"一方，此方是余在应用加味苍柏散治疗痛风已多年之后才发现，仔细读之，其方与余所用之方大有雷同之处，其药物组成如下：苍术、黄柏、桃仁、红花、羌活、白芷、川芎、桂枝、防己、南星、龙胆草、神曲、威灵仙。余因用加味苍柏散加味治疗痛风已肯定，就没有使用朱氏一方，附录于此，供同仁参用。

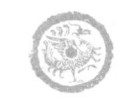

过敏性紫癜

高某，男，32 岁，北京人，就职于北京住宅建筑总公司。1997 年 11 月 4 日初诊。

自诉双腿自膝以下至踝关节出现皮疹，已在北京协和医院确诊为"过敏性紫癜"，并接受激素治疗已两个月余，不见明显效果，紫癜时轻时重，遂转诊于中医药治疗。

余查询得知该患因工作关系，几乎每日酒肉不断，少则一次，多则三次，应酬较多，查体发现患者胆固醇、甘油三酯、低密度脂蛋白均显著增高，血压也出现不稳定，酒后多在 150～170/90～100 毫米汞柱高（平时血压在 130/90 毫米汞柱高），伴有中重度脂肪肝，视其双小腿部位，有散在的、多发的、大小不等的紫癜，大者如绿豆大，小者如小米粒大，呈紫红色，压之不褪色，形体肥胖，大便稀溏 2～3 次/日。

验其舌苔黄腻根厚，舌质红而有瘀点。脉沉弦。

【病名诊断】过敏性紫癜。

【中医辨证】饮食不节，湿热内蕴，久而入络伤血。

【中医治则】清利下焦湿热，兼凉血活血止血。

【中医处方用药】加味苍柏散加味。

苍术 15 克	黄柏 15 克	白术 12 克	羌活 9 克
独活 9 克	生地 12 克	知母 12 克	当归 12 克
赤芍 15 克	川牛膝 12 克	木通 6 克	木防己 9 克

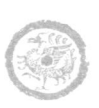

大医精诚 万世师表

木瓜 9克 　　炒槟榔片 9克 　　炙甘草 6克 　　（加）桃仁 9克

红花 9克 　　连翘 9克 　　丹参 15克 　　丹皮 12克

生苡仁 30克

【煎服方法及注意事项】

七剂，水煎服，日服一剂，早晚分温服之。忌烟酒、辛辣、油腻、甜食、各种营养品和保健品。嘱其饮食清淡，防止过劳，停用激素，观察一周。

【治疗经过和疗效】

患者停用激素，完全服用上方中药治疗一周，于 11 月 12 日复诊时，见其双小腿紫癜已明显减少，紫癜无新发，原有的紫癜颜色也变浅变淡，患者大便已为软条，1 次/日，验其舌苔腻有所减轻，脉仍沉弦。继投原方七剂。

如此守法守方治疗四周后，患者双腿紫癜全部消失，余将原方中桃仁、红花、丹皮去掉，继投两周药，善后调理，以免疾病复发。

本例病人连续服药共八周，近 60 剂药，病告痊愈，其紫癜完全消失在服药后 4 周。

【医话】

过敏性紫癜是出血性毛细血管中毒症，是临床常见病，到目前为止，西医治疗效果不甚理想，无奈之下使用激素治疗有一定效果，但治疗时间长，服用激素有不可否认的副作用，特别是对股骨头的损伤，令人担忧。

余对本病潜心研究，观其病位多发于膝以下，其紫癜颜色暗红或暗紫，病人舌苔多白腻或黄腻，舌质暗红有瘀，纯属中医之湿热下注，久病入络伤血，造成紫癜病。中医名言中有"离经之血谓之瘀血"，《说文》谓"瘀，积血也"，可

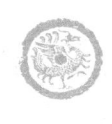

见从西医角度认为本病是出血性的毛细血管中毒证，然而从中医角度认识此病，应是湿热之邪久而不去，由气分而及血分，入络伤血而形成血中瘀热，清其热而利其湿，则湿热去而血安，凉血活血则瘀去而血止。

为此，余借用清代吴谦等人所编《医宗金鉴》杂病中治疗湿热脚气之方——加味苍柏散，移用于治疗过敏性紫癜，清热利湿、凉血活血而获良效，屡用屡验。方中加入桃仁、红花、丹参、丹皮、生苡仁者，视其病人血瘀和湿盛之情而酌用之，无非增其祛湿、凉血、活血之力耳。录于此，供同仁参用并斧正。

余临床数十年中，喜用加味苍柏散随证加减，治疗痛风和过敏性紫癜、丹毒，以及结节性红斑，均收到可靠而满意的疗效，这就从临床实践中论证了中医理论中"异病同治"的科学性："异"在疾病的病名和表现症状上，"同"在病机上均为湿热之邪下注所致，故取用加味苍柏散而皆效。因此，余提倡：西医好，中医也好，中西医共存更好，能优势互补，为病人的健康服务，做出更多的贡献，这也是余之一贯主张。

余临床体会，本病若得于饮酒之人，其治疗时间就会延长很多。相反，没有饮酒史之病人，其治愈时间明显缩短，大抵因"酒乃熟谷之气"，湿热之性显著有关。本例病人因无饮酒史，故治疗效果迅速而显著。

又，本例病人在服药期间嘱其忌食水果，乃因水果水分多而含糖高，对于湿热为患之病人，大有助湿增热之弊端，故余临床中，凡遇湿热为患之病人，如皮肤湿疹、牛皮癣、病毒性肝炎（乙肝、丙肝）、痛风、丹毒等，其舌苔腻者，

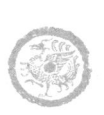

均嘱其病人忌食水果。包括患有慢性胃肠道疾病的病人，无论其舌腻与否，均应少食水果为宜。有人或许发问，病人不食水果那不就会产生维生素缺乏了吗？我的解释是，水果固然会有丰富的维生素，但水果不是维生素的唯一来源，人日常生活中的米、面和蔬菜中都有维生素，不食水果不一定就会出现维生素缺乏，相反，因吃多了水果还会造成某种维生素缺乏，如多食了橘子就会影响人体对维生素 C 的吸收而出现维生素 C 缺乏的"上火"现象。过去欧洲人很少吃水果，也无明显的维生素缺乏现象，这说明吃水果的多少与人体维生素缺乏与否，没有绝对性的必然联系。

本例病人在治疗时，于加味苍柏散中加入生苡仁，与原方中苍、柏、牛膝相伍，取四妙散之义也；而加连翘，取其清热之同时兼能通经络、清利血中湿热之能；更加茜草、坤草、丹参、桃仁、红花凉血活血之品，因紫癜一病实乃湿热久蕴，入络伤血致瘀为害，故于方中加入上药以增其凉血活血以止血之功。

须知，善用古方者，必须做到"活学活用"，古方才能为今用，古方才能活起来。任何中药方剂，都必须随证加减，古方不须加减而用者有之，十之一二耳，古方随证加减而后用之，十之八九耳。

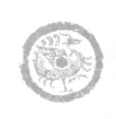

甲状腺功能亢进

单某某，女，40岁，就职于河北省廊坊管理学院。该患于2013年12月21日来门诊就医。

自诉其身常自汗出，上半身更为严重，双手直举时颤抖，心跳心慌，曾在当地市医院确诊为"甲亢"。病人出示其化验单，T3和T4均高于正常值上限近两倍。

余查询，得知病人除汗出手抖和心悸外，尚有明显的怕热感觉，心烦易怒，大便偏干，月经期前常感到乳房胀痛。既往有双侧乳腺增生和子宫肌瘤、双肾结石等病。验其舌苔白而质偏暗，脉沉弦细。

【病名诊断】甲状腺功能亢进。

【中医辨证】肝气郁结，久而化热。

【中医治则】疏肝解郁兼清热。

【中医处方用药】丹栀逍遥散、升降散合方加味。

当归 15克	赤芍 15克	柴胡 9克	茯神 30克
炒白术 12克	生姜 6克(切片)	薄荷 6克(后下)	炙甘草 6克
牡丹皮 12克	生栀子 9克	蝉衣 9克	片姜黄 12克
白僵蚕 9克	生川军 3克	党参 12克	(加)麦冬 12克
五味子 6克	生龙骨 30克(先下)		生牡蛎 30克(先下)
珍珠母 30克(先下)		夏枯草 12克	

【煎服方法及注意事项】

因患者路远，就诊不便，遂一次带药14剂，水煎服，日服一剂，早晚温服各一次。嘱其忌辛辣、油腻、滋补品，保持心情舒畅。

【治疗经过和疗效】

患者于 2014 年 1 月 8 日来京复诊，告之服药后其汗出和手抖均已消失，心跳心慌已减轻，尚有乏力和畏热感。余查之，舌苔白而质偏暗，脉沉弦细。

效不更法，继投原方加减治疗月余，患者感觉汗出手抖、心悸畏热、心烦易怒诸症均已消失，已无明显任何不适。复查甲状腺功能，T3 和 T4 均已正常，遂停药。

【医话】

甲状腺功能亢进，习惯上常简称为"甲亢"，中医范畴里无此病名，但根据该患临床表现为自汗、心悸等特点，中医常将其以症状命名为自汗出证和心悸证。本例在中医辨证时诊为肝气郁结而日久化热，乃是依据该患四诊合参而定：子宫肌瘤、乳腺增生，舌苔白而质偏暗，脉沉弦细显系肝郁气滞日久气血不畅所致；心烦易怒，便干，乳胀，心悸汗出而畏热是肝郁化热之兆，遂投以丹栀逍遥散治之，疏其肝郁，理其气血，兼以清其郁热。然肝郁化热日久难除，于是取温病大家杨栗山之升降散（川军、蝉衣、白僵蚕、片姜黄）以增其清解郁热之功而奏效。加夏枯草一药，余常喜用之治甲状腺病，取其消瘰疬、止目珠夜痛、清肝经郁火之良能。

重复提及的是，大黄一药不仅能通泄气分邪热和肠中实热积滞而通大便，更能入血分而凉血活血开瘀以解血分之瘀滞，叶天士老前辈在临床实践中常用大黄于"诸药不得动者，每与少许大黄而动之"，真可谓善用大黄之先贤，颇值

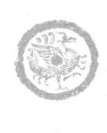

得深思。

余以此方法治愈甲亢病多人，效果满意，而所治之甲亢病人皆为女性，由是想到男女有别，表现在疾病上也是如此。男人生气，多能发泄出来；而女人生气常郁闷在心，故而较男人易导致肝气郁结，形成热、瘀、痰等。

余临床治甲亢，其舌苔腻者，每于方中加入化痰之品，痰消郁易散。又，方中断不可用补、温、敛、涩之品，以免助邪增病，这是个人的一些体会，供参考斧正。

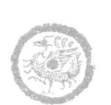
淋巴瘤

叶某某，男，49 岁，华裔马来西亚人。2003 年 12 月 30 日初诊。

自诉因锁骨淋巴结肿大曾在英国做切除，术后切片病理诊断为恶性淋巴瘤，但近一个月发现左锁骨上窝淋巴结又出现肿块，伴有疼痛，遂来中医就诊。余查其左锁骨上窝处有一圆形肿块凸起，肿块范围大约 4 厘米 × 5 厘米左右，肿块高出皮肤约半厘米。

舌苔黄腻，脉沉弦滑。

【病名诊断】左锁骨上窝淋巴瘤。

【中医辨证】痰气郁阻，久而成瘀。

【中医治则】豁痰开瘀，兼清热解毒。

【中医处方用药】犀黄丸，加服汤药（自拟消瘤汤）。

玄参 15 克	夏枯草 15 克	生牡蛎 30 克（先下）	浙贝 9 克
柴胡 12 克	当归 12 克	丹参 15 克	赤芍 12 克
桔梗 9 克	枳壳 12 克	海浮石 15 克（先下）	清半夏 12 克
白僵蚕 9 克	炒白芥子 30 克	茯苓 30 克	地龙 15 克
制没药 6 克	皂刺 9 克	制南星 9 克	生甘草 6 克

【煎服方法及注意事项】

犀黄丸，每日 1 丸，中午前后服。

汤药七剂，水煎服，日一剂，早晚分温服之。忌辛辣、油腻、烟酒、滋补品。嘱其饮食清淡，保持良好心态。

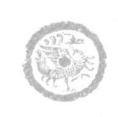

【治疗经过和疗效】

2004 年 1 月 6 日患者复诊，自诉个人觉得肿块变小，余查之，确认肿块已变小，遂于原方去地龙，加昆布 15 克，海藻 15 克，穿山甲 9 克，板蓝根 15 克，山豆根 15 克，继投 50 副带药回马来西亚服用，配合每日服犀黄丸 1 丸。

患者于 2004 年 2 月 24 日再次来华复诊，余查其左锁骨上窝已无肿块，仔细检按，可发现尚有一黄豆大小结节，效不更方，继投 30 剂带回马来西亚服用。

该患于 2004 年 3 月 23 日第三次来华复诊，检查左锁骨上窝黄豆大结节没有变化，病人无明显不适，舌苔微腻，舌质尚暗，脉仍弦滑。余嘱其再继续服药 20 天以巩固疗效。患者于 2006 年 7 月来京办事，不慎伤暑发热，求余治疗，询知其淋巴瘤未发。

【医话】

余向来直言面告患者，自己不会治癌瘤，并认为单纯以中医药治癌瘤，其疗效难以肯定，主张凡属癌瘤病人应及早采用西医之手术、放疗、化疗、介入等方法治疗，在病情得到暂时控制后，再配合中药治疗，对于癌症病人是大有益处的。

本例病人因已做过手术切除，属于术后复发，余大胆试治而获效，至今令余沉思——中医药可否治癌瘤？真的是一个难解答的问题，余暂不做定论，待医界同仁共为验证之。

本例病人所用汤药，虽属自拟方，细究起来，含有消瘰丸及印会河教授化瘀通气方加味而成。所用犀黄丸，因现时均为"西黄丸"，无犀角可用，试想，倘若使用真正的犀黄丸，可能效果更好。录此供同道斧正。

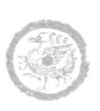

小腿肿胀

王某某，男，52 岁，东北人，暂住北京昌平区天通苑小区。2003 年 6 月 17 日初诊。

自诉双小腿自膝关节以下至足踝肿胀，感觉小腿凉，夏季炎热之时夜间小腿也要盖被，夜卧早晨醒后小腿肿胀较白天有所减轻，但不久开始活动后小腿肿胀如初，下午比上午肿胀重，两腿感觉沉重。曾于某医院诊为下肢静脉曲张、小腿静脉瓣功能障碍所致。因没有特效疗法和药物，患者倍感苦恼，严重时影响行走，稍不注意即摔倒，遂欲中医药治疗。

余查之，该患小腿肿胀明显，皮肤发亮，按之有明显的凹陷性浮肿。

验其舌质偏暗，脉沉弦。

【病名诊断】小腿肿胀（不除外下肢静脉病）。

【中医辨证】血分病，下肢血行不畅而发水肿。

【中医治则】活血化瘀，治在下焦。

【中医处方用药】小腿瘀血肿胀方（自拟经验方）。

益母草 30 克　　茜草 9 克　　木防己 9 克　　木瓜 9 克

木通 6 克　　苍术 15 克　　黄柏 12 克　　生苡仁 30 克

川牛膝 15 克　　当归 12 克　　赤芍 12 克　　连翘 9 克

水红花子 15 克　　丹参 15 克

【煎服方法及注意事项】

七剂，水煎服，日服一剂，早晚分温服之。嘱其忌辛

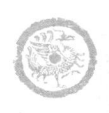

辣、油腻、滋补品和甜食，避免久坐或久立不动。

【治疗经过和疗效】

该患服上方七剂，感觉小腿肿胀明显减轻，小腿凉而沉重已有所缓解，于是自购上方药十五剂，回东北老家。于2003 年 10 月 25 日来京，因咽痛发烧前来余之门诊就医，告知其小腿肿胀已痊愈。

【医话】

小腿肿胀，原因很多，包括肝病硬化、胃病、心脏病心衰、肾病水肿，以及下肢静脉曲张、小腹局部感染、象皮肿等病均可导致小腿肿胀，然多能从小腿肿胀同时伴有的其他病症，或可以通过相应的有关检查而确诊。如果检查没有发现心、肝、肾等病变，常常是下肢静脉血管病所致。小腿浅表静脉曲张，从外观上肉眼能看到曲张、变形、迂曲的暗紫色静脉血管，倘若是小腿深部静脉血管曲张或静脉瓣功能障碍，从外观上难以判断，这就需要临床医生有足够的临床经验来辨识，或做小腿血管 B 超。

余临床对于以小腿肿胀、发凉、腿沉的病人，在排除其心、肝、肾等疾病所致之后，或能在外观上看到明显的小腿浅表静脉曲张，均考虑其小腿肿胀为下肢静脉曲张所致，病在血分，投以自拟之经验方——小腿瘀血肿胀方，屡用屡验。

其方名为"小腿瘀血肿胀方"，以便于明确病位、病性和症状，便于掌握应用耳。因其病在下，故方中组成有四妙散之义，加用凉血活血化瘀之品而成。医圣张仲景在《金匮要略·水气病脉证并治篇》中明言："血不利则为水，名曰血分"，中医理论视为，气、血、水三者，互为影响，气为

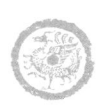

血之帅，气行则血行，气滞则血亦滞，血分不畅行而瘀就会导致水分病，水分病久而不去亦会导致血分病，气、血、水三者之间，无论在生理上还是在病理上都存在着有机的联系。

本例病人的小腿胀在确认为是下肢静脉回流不畅所致后，投以"小腿瘀血肿胀方"，收到满意效果，从实践上验证了中医理论之血不利则为水的正确性。

余临床用此方治愈了很多下肢肿胀因下肢静脉病所致者（特严重已形成栓塞的病人除外），附录于此，供医界同仁参用和指正。

血　精

　　张某某，男，43 岁，家住北京丰台区。2014 年 2 月 20 日初诊。自诉近两周时间发现性交时射出的精液呈鲜红血色，曾在北京世纪坛医院检查，怀疑为左侧精囊腺积血可能性大。余查询得知，该患有轻度前列腺良性增生，血清总胆固醇升高，素日嗜食酒肉，工作压力大，上下班自驾车，日常工作在办公室久坐不动。

　　验其舌苔黄腻，舌质紫暗。脉沉弦有力。

【病名诊断】 血精（中医病名）。

【中医辨证】 饮食不节，湿热下注，久而入络伤血。

【中医治则】 清热利湿，凉血活血以止血。

【中医处方用药】 小蓟饮子加味。

小蓟 25 克	藕节 30 克	生蒲黄 15 克(布包)
炒蒲黄 15 克(布包)	木通 6 克	飞滑石 30 克(布包)
生地 12 克　当归 12 克	焦栀子 9 克	淡竹叶 6 克
生甘草 6 克　(加)三七粉 3 克(分冲)		白茅根 30 克
桃仁 9 克　红花 9 克	生侧柏叶 9 克	炒槐花 15 克

【煎服方法及注意事项】

　　六剂，水煎服，每剂分两次服，日服一剂半，早（餐前 1 小时）、中（下午 3 点左右）、晚（临睡前）分温服之。忌烟酒、辛辣、油腻、各种甜食饮料和滋补品，饮食宜清淡，防止过劳，服药期间分房静养。

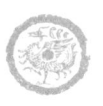

【治疗经过和疗效】

3月4日患者复诊，告知服药后无任何不适，因无房事故不知是否有"血精"现象。余查之，其舌苔仍黄腻，舌质仍紫暗，遂以原方中加入生川军3克，䗪虫9克，生水蛭9克，取抵当汤之意，增其凉血活血止血之功。

连续服用至3月22日，共服药40剂，患者告之，于3月21日性交，没有发现鲜红的血精，精液呈褐色。余知其血精已止，褐色精液显系原血精残留日久变为褐色。验查其舌苔根部尚有薄黄苔，舌质暗紫无明显减轻，遂于方中减去侧柏叶和槐花，防其苦寒太过，嘱其再服七剂，日服一剂。

患者于3月30日复诊，告知精液已正常，无明显不适，遂停药治疗，嘱其要清淡饮食，忌烟酒为宜。

【医话】

血精一证，多与精囊有关，除此之外尚有外伤后出现者，有恶性肿瘤所致者，有淫欲过度房劳所伤者……本例病人之血精，据其舌苔黄腻而舌质紫暗，脉沉弦有力，结合其素日嗜食酒肉，故断为饮食不节、湿热下注，久而入络伤血，属"热侵阴络下流红"之证。

小蓟饮子一方，本是为中医之"血淋"病所设。血淋病的诊断依据主要有两点：一是肉眼全程血尿；二是排尿过程中有明显疼痛。中医之血尿是肉眼看到的全程血尿；而现代医学的血尿既包括肉眼直观的血尿，也包括肉眼看不出尿中有血，只是尿色黄，或深黄，但在尿检中发现尿中有潜血或红细胞。

本例血精病人，系肉眼直观精液鲜红如血，之所以借用中医治疗血淋的小蓟饮子加味而获效，实属"异病同治"，

异在一为血尿，一为血精；同在二症病位均在下焦，症状同
为前阴处，同为有血，都属于"热侵阴络下流红"之例，故
而一方通治。这充分体现了中医之特点，也是辨证论治的最
高层次，就是"抓病机"。倘若在临床中遇到血精病人，其
舌鲜红无苔、舌质龟裂者，又当以滋肾阴、降相火之法治
之，可选知柏地黄汤加减为是。

岐黄之术自有传承

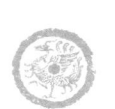

遗　尿

倪某某，男，7岁，辽宁省调兵山市人。2014年8月12日由其母携带来余门诊就医。

其母代述病情如下：孩子自出生后至今已七年，每夜必尿床，少则1次，多则2～3次，呼叫不醒，拍打或摇晃都无济于事，白天午睡时也发生尿床。余查询得知该患儿经常出现鼻衄出血，饮食偏于鱼肉类和甜食，平日里孩子安静不下来，有多动症表现，并在看病过程中都不安稳。患儿素日喜冷饮冷食，大便干结，小便黄赤而尿味大。

验其舌苔白而舌尖红，脉象滑数。

【病名诊断】 遗尿。

【中医辨证】 肾水不足而心火亢盛，心肾不交，兼有阳明里热。

【中医治则】 先滋补肾水而清其心火以治遗尿，后清解阳明里热以除其多动症。

【中医处方用药】 知柏地黄丸加味。

生地 12 克　　　　山芋肉 9 克　　　生山药 12 克　　　茯苓 15 克

泽泻 9 克　　　　　牡丹皮 6 克　　　知母 6 克　　　　黄柏 6 克

(加)生栀子 6 克　　石菖蒲 6 克　　　远志 6 克

【煎服方法及注意事项】

三剂，水煎服，日服一剂，早（餐前一小时）、晚（临睡前）分温服之。嘱其忌油腻、辛辣、生冷及难消化食物，

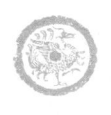

宜清淡饮食。

【治疗经过和疗效】

8月15日其母携患儿复诊，告之患儿服药3剂后夜间能自己醒来解小便，尿床已无。因其尿床7年，故余仍以原方继投五剂，以巩固疗效而善其后。

8月25日患儿再次来余之门诊，其母要求为患儿转治其多动症，并告之其尿床无发。

【医话】

遗尿一病，系指病人在睡眠状态中尿床，尿床后自己不知，但早晨起床后发现尿床。倘若病人在清醒状态下小便自出，自己不能控制，无意识排尿，属于小便失禁，与遗尿不可混为一谈。

遗尿症，从中医角度而论，大抵可分为肾虚寒型、中气虚而下元失固型、肾阴虚而心火旺、心肾不交者。其虚寒型之遗尿，症见小便清白，舌淡嫩，病人多喜温而畏寒，脉虚无力，多选用桂附地黄丸加白果治之；其中气虚型，症多见面色㿠白，语声低微，气短懒言，病人多静，尿清白无味，舌淡嫩而脉亦无热象，多选用补中益气汤加白果治之；若其小便黄赤而尿味大，舌脉有热象者，多以知柏地黄汤治之。

本例遗尿，症见小便黄赤，大便干结，经常鼻衄，欲食冷食，病儿多动，舌苔白舌尖红，脉象滑数，一派热象可知，故投以知柏地黄汤加味治之而效。

知柏地黄汤补其肾水而降其相火，加栀子以清其心火，加石菖蒲和远志以配茯苓，欲达心肾相交之目的，故患儿服后能自醒排尿而病愈。

余认为，举凡遗尿而呼之不醒、推之不应者多属于热证

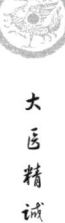

兼心肾不交所致。余临证治愈遗尿者众，年龄最大者为17岁，皆以上述分型论治而获效。

　　本病例虽遗尿七年之久，但毕竟是小儿纯阳之体，脏气清灵，随拨随应，故取效甚捷。倘若在临床中用上述诸法，温之不应，补之不效，清之不愈者，余常用坎离既济汤治之而效，其方组成为知母、黄柏、地黄、山芋肉、五味子。此法实系余从《医宗金鉴》学习而得，复述于此，供医界同仁参考并斧正。

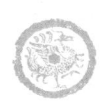

遗　尿

　　黄义气，男，14 岁，韩国水源人。于 2006 年 9 月 16 日经余之韩国留学生崔根介绍来门诊就医。

　　自诉其夜间睡后尿床已 14 年，家人呼之不醒，拍打和摇晃也无济于事，每夜如是。余查询知该患儿伴有过敏性鼻炎近 1 年，余无明显不适。

　　验其舌嫩而有龟裂，脉沉细。

　　【病名诊断】遗尿。

　　【中医辨证】肾阴不足，水火不济，心肾不交。

　　【中医治则】补肾阳而固小便，交心肾而醒神。

　　【中医处方用药】六味地黄丸、桑螵蛸散、缩泉丸合方加减

熟地 12 克　　山芋肉 9 克　　炒山药 30 克　　牡丹皮 6 克

泽泻 6 克　　茯苓 12 克　　乌药 9 克　　益智仁 9 克

(加)白果 9 克　　煅龙骨 20 克(先下)　　　　龟板 20 克(先下)

石菖蒲 6 克　　远志 6 克　　桑螵蛸 15 克

　　【煎服方法及注意事项】

　　七剂，水煎服，日一剂，早晚温服各一次。忌油腻、生冷。

　　【治疗经过和疗效】

　　该患儿于 9 月 25 日复诊时告之，其服药 2 剂后即能在夜睡中自醒起来排小便，七剂药服完后遗尿痊愈，已如常

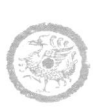

人。余查其舌嫩如龟裂均已减轻，脉沉细如故，遂于原方中除去急则治其标之固涩药物煅龙骨、白果、桑螵蛸，继服十剂补肾固元、交通心肾，以善其后，缓则治本也。

【医话】

本例之遗尿，辨证为肾阴不足、心肾不交所致，是完全以舌象为主要依据。舌嫩而有龟裂，显系肾阴不足；睡后呼之不醒、推之不应而遗尿不知者，为心肾不交所致也。世人皆知肾阴不足、心肾不交可致心烦失眠可用黄连阿胶鸡子黄汤（见《伤寒论》少阴病篇），而不知肾阴不足、心肾不交亦可致睡中遗尿呼之不醒者。

余以六味地黄丸补其肾阴，合缩泉丸和桑螵蛸散加减宁心醒神、交通心肾，使其夜睡时能自醒而排小便。复诊时将方中煅龙骨、白果、桑螵蛸去之，独以补肾固元之品，治从其本。

余临证所遇夜间遗尿、呼之不醒、推之不动者，还有属于痰火盛所致者，其舌苔黄腻，脉象滑数，选用芩连温胆汤加减以清热化痰，热去痰消，夜间自醒解小便。故遗尿不可盖以肾阴不足、心肾不交而论。

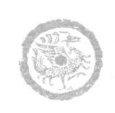

肾结石

关某某，男，17 岁，北京人，其父为解放军某部领导。1994 年 11 月 19 日初诊。

家人代述该患儿因双肾结石住在 301 医院已三天，医生告之手术取石，因恐于手术治疗而来中医就诊。目前每天夜间出现肾绞痛而注射杜冷丁止痛。

余查询，得知患者在 301 医院做检查，发现脂肪肝（中重度），血尿酸为 498（最高限为 416），右肾结石一个，左肾有结石两个，最大者为 0.4 厘米。患者身高体胖，素日以矿泉水和果汁为饮，大便干结，小便黄赤如红茶色。

舌苔白腻罩黄，舌根厚腻，脉弦滑数。

【病名诊断】肾结石、肾绞痛。

【中医辨证】饮食不节，湿热内蕴，久而结滞成石。

【中医治则】清热利湿，兼以化石。

【中医处方用药】八正散合三金化石汤加味

木通 6 克　　车前子 15 克（布包）萹蓄 12 克　　　生川军 9 克

飞滑石末 30 克（布包）　　　　瞿麦 9 克　　　　生栀子 9 克

灯芯草 6 克　生甘草 6 克　　　大金钱草 40 克　生鸡内金 15 克

海金沙 30 克（布包）　　　　（加）冬葵子 12 克石韦 15 克

莪术 9 克　　桃仁 9 克　　　　赤芍 12 克

【煎服方法及注意事项】

五剂，水煎服，每剂分 2 次服，日服 1 剂半，分早（餐

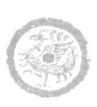

前一小时）、午（下午三点左右）、晚（临睡前）各服一次。忌烟酒、辛辣、油腻、肥甘厚味，各种饮料、甜食、滋补品；嘱其清淡素食，少油少盐，口渴时喝白开水。

【治疗经过和疗效】

11月23日患者复诊时，病人自诉服药当天夜里没有发生肾绞痛，但在服药后第二天出现一次小便时疼痛并看到血尿，随后自觉有东西尿出，并找到一颗带有芒刺的结石，该患用纸包着结石拿来给余看，余视其结石，外缘尖刺多棱，恐是经过尿道时将尿道刺破而出现尿血。至今3天内也没有发生肾绞痛，大便干结已无，小便黄赤显减。查其舌苔虽腻，但已不黄，脉仍弦滑，继投原方十剂（七日量，日服一剂半），生川军减为6克，煎服同前法。

患者于12月1日再一次复诊时，告之已无任何不适，余嘱其尚须治疗时日，于上方中再减生川军为3克，加白术12克、枳实12克，以护脾胃之气，继投三十剂（20天量）。

该患于12月25日再来复诊时，告知其人已去301医院复查，双肾结石已无。遂停药，嘱改变不正常的饮食结构和习惯。

【医话】

无论是肾结石、膀胱结石、输尿管结石，中医无此病名。中医是根据这类病人所表现的临床症状而命名，如以尿中出现石头伴尿痛者，称为"石淋"；尿中出现犹如小砂粒伴尿痛者，称为"砂淋"；若见到小便肉眼血尿为主者，称之为"尿血"；如果由于结石造成尿路堵塞而小便艰难点滴难出者，称之为"小便癃闭"。倘若病人仅仅感觉到腰部疼痛不适者，中医可能称为"腰痛"。总之，中医在诊断上远

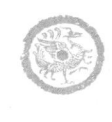

不如现代医学那样精确地定位、定性。因此，中医在诊治泌尿系统结石这类疾病时，就应积极地吸取现代医学的检查手段，如 B 超或腹部 CT，并以其作为帮助中医明确诊断和判断治疗效果的依据。

余临证治愈肾结石和输尿管结石病人很多，均属舌苔白腻或黄腻的湿热内蕴、久而成石者，尚未见属于虚寒性结石之人，投以八正散合三金化石汤，再酌加冬葵子、石韦、莪术、桃仁、赤芍等均收到良好效果，其结石多能在 1～2 月之内消失。

个人体会，对于肝胆结石而言，用中药化解，谈何容易，常常是服药半年之久，其胆囊结石仍不易消化，待最后通过西医手术取出时，发现其胆囊结石虽已千疮百孔，还是排不下来，所以余常常直言相告肝胆结石的患者，非要将胆囊结石消除的话，最好采用西医的手术为法，而不要采用中药化石。当然胆囊内泥砂样结石用中药治愈的事实不在此列。

现代医学日新月异，目前西医手术治疗泌尿系统结石方法很多，其中体外碎石术或微创取石等手术不失为一便宜而有效的方法。若一味盲目地用中药治疗肝胆结石，其效果不甚理想，还存在着肝胆之结石排入胆总管与胰管交叉处，造成胰管阻塞而引发急性胰腺炎之可能。

又，临床泌尿系结石的病人中，也有因碎石手术造成个别病人肾及输尿管不同程度的损伤。有鉴于此，余临床主张对于泌尿系结石病人的治疗，最好采用中药汤剂，效果可靠又无明显损伤。但对于这类病人，在用中药治愈后，必须嘱患者要改变自己不良的饮食习惯，方能从根本上杜绝其病的

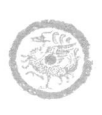
复发，尤其是以矿泉水和各种饮料为主的人更易导致结石的形成。即使是因为胆固醇增高所致泌尿系结石者，其中大多数也当责之于"病从口入"，实当引以为戒。

在本病治疗中，余常于方中加入凉血活血化瘀药，如桃仁、赤芍、莪术等，意在增其血行，化其血瘀，以利于结石之治疗。余以为，结石的形成也应该看作一种瘀滞来对待，不知当否，供参考。

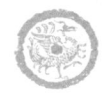

月经经行不止

毛某某，女，39 岁，北京海淀区人。1997 年 6 月 23 日初诊。

患者自诉月经期尚准，但每次月经量特多，经行时间也长，少则七天，多则十余天还不止，有时感觉经血来如潮水之涌，病史已有三年之久。本次月经已经行 12 天尚不止，量仍不减，心里恐惧万分，神疲乏力，心悸气短，遂前来门诊就医。

余查询得知，该患曾被医院确诊为"功能性子宫出血"，也屡用黄体酮等药治疗，有时有缓解，有时病无改善。目前病人已有贫血现象 1 年余，恐惧月经来潮，面色㿠白，面容虚浮，语声轻微，续断无力，素日大便稀溏，日 2～3 次/日，畏寒怕冷，四肢不温，动则心悸气短，经血偏稀，经色淡，无血块，经行及经前均无疼痛感。

观其舌淡嫩，查其脉沉弱无力。

【病名诊断】月经经行不止。

【中医辨证】脾气虚而冲任不固。

【中医治则】益气健脾，固冲任。

【中医处方用药】张锡纯之"固冲汤"。

生黄芪 30 克	炒白术 30 克	煅龙骨 30 克（先下）
煅牡蛎 30 克（先下）	炒白芍 30 克	海螵蛸 15 克（先下）
茜草 9 克	陈棕炭 9 克	五倍子 9 克（打碎）

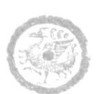

山芋肉 15 克

【煎服方法及注意事项】

三剂，水煎服，每剂分两次服，病人日服 1 剂半，早、中、晚三次分温服之。嘱其病人分房静养，避免剧烈运动，保持良好心态，忌食辛辣、油腻及生冷。

【治疗经过和疗效】

6 月 26 日病人复诊，告知服药后经行已止。余虑其下次月经来时仍会过多，遂以归脾丸为底方，重用术、参、芪调治十五剂，7 月 20 日该患者经至，5 天而止，量可。

转治食欲不振、食少纳呆，因其舌脉无热象，证属脾胃气虚，遂投人参健脾丸为底方加减，调治半月，病人饮食如常，乏力气短已无，面色转佳，大便成形，遂停药。

【医话】

妇人月经，忽然大下谓之"经崩"，淋漓不断谓之"经漏"。本例病人月经之行既非经崩，亦非经漏，本次月经应属月经经行不止而论。大凡月经病，首先要查问病人的经期、经量、经色、经质（经血有块否，经血稀或稠）。

属脾气虚而冲任不固的月经过多或不止，余临床喜用固冲汤调治，如本例病人即是。其证情特点可归纳为，经量多而无血块，无疼痛，经血质稀，经色不暗而偏淡，大便偏溏，舌脉无热象，舌嫩脉弱，病人神疲乏力；尚有因血热而迫血妄行所致月经不止者，当以凉血止血为治，其证情特点为月经多先期而至，经行口渴喜冷饮，心烦失眠，唇红尿黄，经色浑红或暗红，经血黏稠，舌苔厚、舌质红，脉弦数有力，《傅青主女科》之清经汤加减不失为治血热经行不止之良方；倘若见月经经行不止而经血块多，块下痛减，经色暗黑，舌暗有瘀而脉弦者，又当以瘀血论治，选桃仁四物汤加活血化瘀之品，如丹参、益母草、大黄炭等调治之，通因通用，其血自止。

固冲汤一方，乃张锡纯先生所创，为妇人经崩所投，余临床屡用屡验，故附录于此。但余发现在全国中医高等院校统编教材方剂学中，有个别版次将固冲汤方中之五倍子写成五味子，这是特大的错误。无论是打印之误还是编写之笔误，都应加以纠正。张锡纯先生在原方中言明将五倍子打成极细末再入药或煎或冲服，这一点是很紧要的，医者在应用固冲汤时断不可忘记，否则无效。

此外，尚有妇人因气虚而冲任不固，兼有血热所致月经过多或经行不止者，张锡纯先生在固冲汤的基础上变通之，改煅牡蛎和煅龙骨为生用，去掉陈棕炭和五倍子及山芋肉，加入生地（量大）、川断，名为"安冲汤"（详见《医学衷中参西录》），余临床喜用之，甚效。此方与固冲汤相比，后者偏于血崩，救急而用；前者偏于月经过多或经行不止，而兼有血热之征兆者。

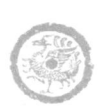

经闭不行

金某，女，38 岁，北京人，住东坝地区。2015 年 3 月 31 日初诊。

自诉以往月经周期大约在 30 天左右，末次月经是 2014 年 12 月 20 日来潮，目前月经已 3 个多月没来，曾于 3 月 13 日去某西医院妇科就诊，给口服黄体酮胶囊，每晚 2 粒，连续服用 6 天，月经仍未来潮，并且出现半夜间腹痛致醒，医院又改用肌肉注射黄体酮，每日一支，连续注射 3 天，月经仍不至，遂于 3 月 27 日去医院再查，排除早孕，做妇科 B 超检查及有关化验，仍没有发现异常，于是前来就诊于中医。

余查询得知该患既往有痛经史，经色暗而块多，并在 2014 年 5 月时曾妊娠 2 个月左右，因"胎停育"而导致自然流产。

余观其舌脉，舌苔薄白，舌质嫩而暗，尖有红点，脉沉弦细无力。

【病名诊断】经闭不行。

【中医辨证】血瘀兼气血偏虚。

【中医治则】活血化瘀兼补气血。

【中医处方用药】抵当汤合过期饮加味

| 生水蛭 9 克 | 生川军 6 克 | 虻虫 6 克 | 蟅虫 9 克 |
| 桃仁 9 克 | 当归 15 克 | 川芎 9 克 | 赤芍 15 克 |

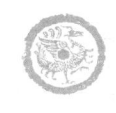

生地 12 克　　　香附 10 克　　　莪术 10 克　　　桂枝 6 克

木香 6 克(后下)　木通 6 克　　　益母草 30 克　太子参 30 克

生黄芪 30 克　　炙甘草 6 克

【煎服方法及注意事项】

六剂，水煎服，每剂分两次服。病人日服一剂半，分早、中、晚三次服。嘱其保持心情舒畅，勿食辛辣、油腻、各种滋补品及甜食饮料，以清淡饮食为宜。

【治疗经过和疗效】

2015 年 4 月 10 日患者前来复诊，告知服药后第二天，也就是 4 月 2 日月经来潮，且无腹痛现象。并告之前来复诊的目的是想要第二胎，欲求中医调理，准备怀孕。

【医话】

从临床实践上看，用黄体酮治疗妇女月经至而未至的月经不行，基本上是"药到病除"，然而本例病人虽口服 6 天黄体酮，又肌注黄体酮 3 天，月经仍不至已近三个月，说明其经闭不行已非一般，可谓是经闭不行之重者。然而余投以抵当汤合过期饮加味治之，二剂药而经至，足已验证了上方中药活血化瘀之良能。

余临床经常运用抵当汤加味，或与其他方相合，治疗属于中医所见舌脉有瘀血证的疾病，范围所涉较广，诸如脑血栓、腔隙性脑梗、眼底病变、冠状动脉硬化性心脏病、甲状腺结节、乳腺增生和乳腺结节、子宫肌瘤、子宫内膜异位症、子宫内膜腺肌症、结节性肝硬化（效果显著，但对于失代偿期肝硬化的疗效不如代偿期肝硬化的疗效好）、下肢动脉栓塞、下肢静脉曲张、前列腺增生等等诸病，在治疗时启用抵当汤于方中，都会提高疗效。

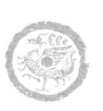

概而言之，举凡从中医角度而论，病人之舌、脉、症中有明显瘀血之征兆者，皆可投以抵当汤加减治之，或将抵当汤与其他方相伍，其疗效远远超过一般的活血化瘀方药。

余在此不厌其烦地推荐抵当汤的临床应用，其目的就在于将中医界人人皆知的抵当汤这一旷世名方的临床应用推而广之，打开将抵当汤束之高阁而不用的尴尬局面，将抵当汤解救出来，为广大中医临床家所起用，为此，余特指出如下五点个人意见，仅供同道参考：

一、抵当汤出于医圣张仲景所著之《伤寒杂病论》，用于治疗瘀血发狂、瘀血发黄、瘀血发热、瘀血善忘证（分别见于《伤寒论》第124条、125条、126条、237条）。倘若我们是善学者，就会从中悟到其真谛，在今日临床中将抵当汤推而广之用于治疗在舌、脉、证中有瘀血征象的诸多疾病，如精神分裂（包括抑郁、烦躁、妄想、焦虑、妄听、妄视）、癌症病人的发热、黄疸病、血管性痴呆阿尔茨海默症、脑缺血性疾病。余临床在上述诸病中皆常用抵当汤于主方中，收获满意。

二、抵当汤不仅仅用于内科杂病，尚可用于妇科中瘀血所致诸病。在这一点上，绝非余之一己之见，乃是遵医圣仲景之训而行。仲景曾在《金匮要略·妇人杂病脉证并治》中明确指出："妇人经水不利下，抵当汤主之"；又，《金匮要略·妇人产后病脉证并治》中仲景复言："产后腹痛，法当枳实芍药散，假令不愈者，此为腹中有干血在脐下，宜下瘀血汤主之。亦主经水不利。"

下瘀血汤即抵当汤去水蛭，用䗪虫代虻虫，似亦见抵当汤之意。至此，可以体会到仲景用大黄、水蛭、虻虫、桃

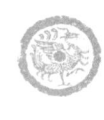

仁、䗪虫之类药相伍，用于治疗妇人瘀血所致之经水不利，是留给我们后学的宝贵经验，不可忽视，即便是产后，若有瘀血，仍当用之。

考《神农本草经》言大黄"主下瘀血，血闭寒热……"，言虻虫"逐瘀血，破血积坚痞，癥瘕寒热，通利血脉及九窍"，言䗪虫"主心腹寒热洗洗，血积癥瘕，破坚，下血闭，生子大，良，一名土鳖，生川泽"，言水蛭"治恶血、瘀血、月闭、破血瘕积聚……利水道"，至于桃仁，用于妇人瘀血诸病自不待言。综上所述，还见抵当汤所用之药物均有治癥瘕及经闭不行之良能，故仲景于妇人瘀血证中喜用之。今之医者遇妇人瘀血所致之病证却弃抵当汤不用，实在是极大的遗憾。所以余推荐临床同仁，凡遇瘀血之病证者，或用一般常用活血化瘀药治疗而效果不显者，皆可投以抵当汤治之。

三、余反复思索，是医皆知之抵当汤为何在今日之临床中鲜有用者？究其原因，大抵是误认为抵当汤逐瘀活血之力猛悍，恐有伤人正气之弊端，这是大错特错了。

余临床体会，抵当汤其活血化瘀之功甚好，迥非其他一般活血化瘀之方药所及。然抵当汤用之瘀血证，绝无伤人正气之嫌，可谓是"有效无损，亦无损矣"。

请看仲景用大黄䗪虫丸治疗血痹虚劳证之内有干血者——"五劳虚极羸瘦，腹满不能饮食，食伤、忧伤、饮伤、房室伤、饥伤、劳伤、经络营卫气伤，内有干血，肌肤甲错，两目黯黑，缓中补虚，大黄䗪虫丸主之"。其证已虚劳血痹之极，仲景仍以大黄䗪虫丸缓慢图治，且告诫诚谓"缓中补虚"，足以证明其药无伤人正气之弊。

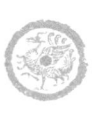
大黄䗪虫丸其方药组成实是抵当汤加黄芩、芍药、地黄、杏仁、甘草、蛴螬而成，内含抵当汤之组成，是亦可证抵当汤无伤人正气之弊。江苏南通朱良春老先生善用虫类药治疗疑难杂病，其中包括虻虫、水蛭、䗪虫等，也从没发生任何不良损伤，这种宝贵经验也证实了上述虫类药并无伤人正气之弊端。

余临床常喜用之，用于救治瘀血诸证——结节性肝硬化、脑梗、子宫肌瘤等等诸病，服药多在半年以上，收获甚好，病人服药后精神及体力倍增，血化验及肝、肾功能检测证实病人没有任何损害，特附言于此，供同仁参考指正。

四、无论经方还是时方，用对了证都是好方，经方是源，时方是流，源流结合才能应治千变万化之病证。又，凡是能流传至今的方子，都是好方良方，就是看我们医者会用否。大多数药方都具有一方可治多病的事实，即中医学中所言之"异病同治"，其"异"在症状上，其"同"在病机上。如果医者只是执一方而治一种病，不可谓是善学者。临床医家必须学会在辨证论治过程中，既要抓主证，更要抓病机和抓病位，后者比前者更为重要，它是辨证论治的更高层次。余之恩师刘渡舟老师生前特别提倡这一点，只有这样，医者才能从一首方仅治一种病的困境中解脱出来，达到一方可治多病之境界。

余曾用加味苍柏散加减，治疗下肢发生的痛风、过敏性紫癜、丹毒等属于湿热下注者，疗效甚佳。这也证明病机和病位相雷同，就可一方通治。

五、经方也好，时方也好，在临床应用时大都要随证加减变化，因为病人照原方证得病者十之一二，换句话说，用

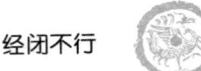

原方不用变化的病证少之又少。用抵当汤治疗瘀血诸证也不例外，也要因人而异，随证加减：或与其他方相配伍组成合方之治，或在药物上加减。

例如，余治瘀血引发的妇人痛经证时，若是病人瘀血之外尚有血虚者，每将抵当汤与四物汤相合；血瘀而兼有肝郁气滞合脾虚者，可于逍遥散中加抵当汤治之；若瘀血痛经证兼有少腹胀痛者，每于方中加入乌药、川楝子、砂仁等；若瘀血痛经兼有阴亏虚明显者，除在四物抵当汤中重用地黄之外，再加入鳖甲、龟板等；若瘀血痛经之人兼见气虚者，必于抵当汤中加入人参、黄芪之属；有痰湿者可合二陈，有痰热者可合温胆……，要在活用之。

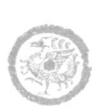

乳腺结节

苗某，女，33 岁，内蒙古赤峰人。2013 年 11 月 1 日初诊。

患者自诉 10 年前检查发现双侧乳腺增生，今年体检发现双侧乳腺不但增生，并伴有结节，右乳结节为 0.6 厘米 × 0.3 厘米，左乳结节为 0.3 厘米 × 0.4 厘米，目前主要感到痛苦的是每个月除月经行经期以外，双侧乳房胀痛而硬，不可触摸，触摸之则痛甚，穿衣或脱衣服时都会引起乳痛难忍，走路时特别害怕别人碰撞到自己的胳膊和上半身，一旦碰撞后就引发乳痛，所以每个月只有 5～7 天的行经期能免遭乳痛之苦，严重影响到个人生活和工作。

余查询得知该患者素爱生气，失眠，每日脱发甚多，大便干结而经常依赖开塞露通便，并且该患于 10 月 13 日刚做过"人流"术，现乳房开始出现胀痛而硬，且不可触摸。

观其舌苔白，舌尖有红点，脉沉弦细。

【病名诊断】乳腺结节。

【中医辨证】情志不遂，肝气郁结，气血郁滞。

【中医治则】疏肝解郁，理血散结。

【中医处方用药】舒肝散结方加减。

柴胡 9 克	当归 15 克	丹参 15 克	赤芍 15 克
生牡蛎 30 克（先下）	玄参 15 克	浙贝母 9 克	夏枯草 12 克
昆布 15 克	海藻 15 克	海浮石 15 克（先下）	

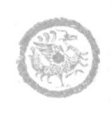

（加）公英 30 克　　　全瓜蒌 30 克　　生川军 3 克　　　虻虫 9 克

生水蛭 9 克　　　　桃仁 9 克　　　　郁金 15 克　　　川楝子 12 克

【煎服方法及注意事项】

15 剂，水煎服，日服一剂，早（餐前 1 小时）、晚（临睡前）各温服 1 次。嘱其忌辛辣、油腻、滋补品，保持心情舒畅。

【治疗经过和疗效】

该患于 2013 年 11 月 15 日复诊，告知服药三剂后双乳胀痛明显减轻，乳房已开始渐渐变软；15 剂药全服完后，其乳房胀痛完全消失，患者于 11 月 22 日月经至，经期后亦无乳房胀痛而硬的情况发生，但背部酸胀而痛显现出来。余投原方加片姜黄 12 克，嘱其继服 15 剂，煎服同前法。

至 2014 年 3 月 12 日，该患来门诊治疗失眠和焦虑，告知其在当地继续服药，累计共服汤药 96 剂，经检查乳腺增生和乳房结节均已完全消失，脱发和大便干结亦随之而愈。

【医话】

中医认为，乳腺增生和乳腺结节的发生是与病人的情志不遂，肝气郁结，导致气血不畅直接相关，本例病人即是一个典型的实例。

中医认为，胀痛或痛无定处多为气滞，而刺痛或痛有定处多为血瘀，本例病人乳房既感胀痛，又有定痛不移在乳房，显系肝经气滞血瘀之证。

又，清代御医之后赵绍琴老师生前曾告诉余，凡是病人舌质有红点者，皆属血有瘀热之象。本例病人舌有红点，余遵其说，按血中瘀热论治，遂于方中加用凉血逐瘀之抵当汤，收到良效。

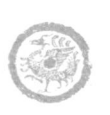

舒肝散结方，乃是北京中医药大学印会河教授自拟之经验方，由柴胡、当归、丹参、赤芍、生牡蛎、玄参、贝母、夏枯草、昆布、海藻、海浮石、川牛膝所组成。该方原有其加减法：治疗乳腺增生或结节时去川牛膝，加公英和全瓜蒌（余治疗本例病人即遵此法）；治甲状腺结节时去川牛膝，加桔梗和枳壳；治子宫肌瘤时加用泽兰和茺蔚子。

除此之外，舒肝散结方亦用于治疗男性前列腺增生。余临证中常应用此方，并遵印老之加减法用之诸证，收效满意，特附言于此，供同道参考。

又，本例患者乳腺病同时伴有严重的脱发和大便干结症状，经用舒肝散结方加抵当汤治疗乳病而脱发与便干随之而愈，足以说明本例病人之脱发乃与血瘀直接相关，"发为血之余"嘛；而舒肝散结活血之治同样可以达到通腑泄便之目的，又足以说明对于便秘之人，非仅攻泻大便一法。

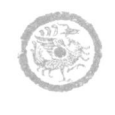

妊娠咳嗽（子嗽）

禹某某，女，36 岁，东北人，长春医学院毕业，在北京弘医堂中医医院工作，为余门诊侍诊人员之一。

2013 年 3 月，禹女士怀孕六个月余，出现咳嗽痰多，色白而黏，夜间发作尤甚，令其不能入睡已数天，也影响同室人入睡，十分痛苦。因患者本人习医，恐西药治疗有碍胎儿，遂请余为之诊治。

余视之，其面虚浮似肿，咳声重而痰漉漉，舌苔白厚而舌尖红，脉弦滑数。

【病名诊断】子嗽。

【中医辨证】痰热阻肺，肺气不利。

【中医治则】清肺化痰，止咳安胎。

【中医处方用药】泻白散加味。

地骨皮 30 克　桑白皮 30 克　炙杷叶 10 克　瓜蒌皮 10 克
桔梗 10 克　　黄芩 12 克　　白术 12 克　　鱼腥草 30 克

【煎服方法及注意事项】

三剂，水煎服，每剂分两次服，每日服 1 剂半，分早、中、晚三次服。忌辛辣、温补、油腻，避免剧烈运动，保持良好心态。

【治疗经过和疗效】

在本院煎好药后，已是晚七点左右，当即服一次药，药后当夜无咳嗽发生，安然入睡，多日之苦顿解，连连称赞中

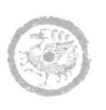

医药之神奇。

两天后余查其舌白微腻，脉弦滑，尚有痰热未尽之象，继按原方加茯苓 30 克，嘱其连服三剂，每日一剂，分二次服，以巩固疗效而善后。

【医话】

治子嗽一病，有其特殊性，既要止其咳，又要不伤胎气。余临床体会，子嗽之人，属热者十之八九，属寒者十之一二。余所遇子嗽多人，均以此方进退而咳止胎安，附录于此，供医界同仁指正。

此方以钱天来之泻白散为底方，加瓜蒌皮、桔梗、杷叶，增其清肺化痰之力；纳入黄芩和白术，乃遵"芩术安胎为要药"之训；鱼腥草一药，是余临床治肺热咳喘必用药，疗效肯定，故喜用之，这也是从印会河教授所著《中医内科新论》中学习而来。

子嗽兼喘者，又称为子喘，属于肺中痰热者，亦可于方中加入少许苏子降气定喘，利肺通便，与方中桔梗相伍，虽降逆气而不伤胎气。

无论子嗽或子喘之人，多因肺气不利之咳喘，而令人面部虚浮似肿，咳喘止则面部虚浮随之自愈。

本病例，倘若不是在妊娠期间发病，余之经验用方多用"肺热咳喘方"治之，但该方中诸多仁类药，如杏仁、生苡仁、桃仁、冬瓜仁、芦根诸药均非妊娠所宜，故弃之不用，改用泻白散加味治之。

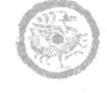

阴 痒

袁某，女，33 岁，住北京朝阳区亦庄经济开发区。2006年 10 月 11 日初诊。

患者自诉其外阴红肿而瘙痒，阴道浅部亦瘙痒，病史约有 1 年多。曾在朝阳区妇产医院诊治，认为是霉菌及 HPV 菌感染。

余询知，患者同时伴有眼睛痒，小便黄赤，舌黄滑苔，质红，脉弦滑。

【病名诊断】阴痒。

【中医辨证】肝经湿热下注。

【中医治则】清利肝经湿热。

【中医处方用药】龙胆泻肝汤加味。

内服方：

龙胆草 12 克	生栀子 9 克	黄芩 9 克	柴胡 9 克
生地 12 克	车前子 15 克(布包)	泽泻 12 克	木通 6 克
当归 6 克	炙甘草 6 克	(加)苍术 15 克	黄柏 9 克
苦参 12 克	车前草 30 克		

外用局部洗方（自拟经验方）：

| 苦参 20 克 | 白鲜皮 30 克 | 蛇床子 6 克 | 龙胆草 15 克 |

【煎服方法及注意事项】

内服方药水煎服，日一剂，分早晚温服各一次；外用洗药，先将药物用纱布装袋后加水半洗脸盆左右，浸泡一小时

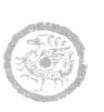

后急火煮开，然后改用中上火继续煮约 10 分钟停火，待药液在 35℃左右时即可洗用，洗时先将外阴用清洁的普通水洗干净后再用药洗浴，外阴局部浸泡在药液中，并不时地撩动药水洗浴外阴部，每次洗浴时间大约在 7～8 分钟左右，不宜时间过短或过长。

嘱其忌酒和辛辣、厚腻肥甘、各种滋补营养品和甜食，包括水果和果汁饮料等，蔬菜之中禁食韭菜、茴香、香菜，宜素食，防止过劳，治疗期间分房静养。

【治疗经过和疗效】

该患于 2006 年 10 月 11 日，携其女来门诊治疗感冒发烧，告知其阴痒在服上方七剂后（外加洗药），病症痊愈无发。

【医话】

余临床中所遇外阴瘙痒者甚夥，包括男同志之阴囊炎和女士的阴道炎，喜用龙胆泻肝汤内服治之，效果很好。此方法是余在大学时代由黑龙江中医学院（现黑龙江中医药大学）马骥老师讲授方剂学时介绍给我们学生的，至今铭刻在心，用于临床，信而有证。

本例病人在用龙胆泻肝汤时加入了苍术和黄柏（二妙散）、车前草、苦参，意在增强本方清热燥湿利湿之力。配合外用洗方，是余实践中总结的经验用方。对于阴痒严重者，内服龙胆泻肝汤，外用洗方，收效甚捷。

无论男女，其外阴瘙痒者，中医多以湿热下注论治。在辨证论治中，中医又常常认为阴痒是肝经湿热下注，用清利肝经湿热的龙胆泻肝汤每获良效，这在客观上证明了中医对本病的论断是正确的。

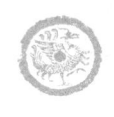

　　倘若细究原由，肝经湿热下注为何会导致阴痒呢？这又和中医的脏腑经络密切相关，肝足厥阴之经脉是"入毛中、过阴器、抵小腹、挟胃、属肝、络胆"（见《灵枢·经脉篇》），当人体嗜食肥甘厚味，或情志不遂而肝胆郁热与脾湿相合，湿热之邪即可循肝经下走于前阴，发为阴痒之患。

　　值得提出的是，近年有些对中医不了解，或对中医有偏见而狂言要消灭中医的极少数狂徒，说龙胆泻肝丸能引起肾脏损伤，实在是以讹传讹，致使缺乏科学态度和思维之人盲从其说，掀起一阵龙胆泻肝丸（或汤）不能用的怪风。

　　余临证数十年，常使用龙胆泻肝汤加减治疗肝胆湿热，上至头目，下至前阴等诸疾，收效甚好而无不适。这其中的道理，就在于当医生的使用龙胆泻肝汤或丸是否对证。如果不会使用，不当用而误用之，势必会出现不良后果，但不能因为不能正确使用该药而对患者造成了损伤，就进而大谈废除或禁用此药。

　　余再次直言，龙胆泻肝汤是一好方，凡属中医辨证为肝经湿热者，均可用之，上至头痛、目赤红肿，下至阴痒、口苦心烦、尿黄、舌苔腻而脉滑数有力者，用之勿疑。

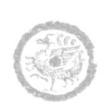
胎停育（胎死腹中）

刘某某，女，28 岁，北京朝阳区管庄社区工作。

2000 年 6 月 28 日该患初诊时自诉：已怀孕过两次，均在怀孕后 2 个月左右发生胎停育现象，经治的西医曾告诉她目前尚无很好的治疗方法，建议用中医药调治。

余仔细查询，得知患者素日神疲乏力，面色㿠白无华，头发稀少，语声轻微，食量较少，大便溏稀，月经期尚准，但经量偏少，经色偏淡，经血较稀。

验其舌淡嫩，脉沉弦细，一派气血亏虚之象。

【病名诊断】胎停育（胎死腹中）。

【中医辨证】气血不足，冲任亏虚，胎失所养。

【中医治则】健脾胃，补气血。

【中医处方用药】八珍汤加减。

党参 30 克　　茯苓 18 克　　炒白术 18 克　　陈皮 6 克

当归 15 克　　川芎 9 克　　炒白芍 12 克　　熟地 12 克

生黄芪 30 克　　炙甘草 6 克

【煎服方法及注意事项】

七剂，水煎服，日一剂，早晚分温服之。嘱其忌辛辣、油腻、生冷，防止过劳，保持良好心态。

【治疗经过和疗效】

以上方随证加减，连续服药两个月左右，患者头发和面色已现光泽，食量大增，便已成形，月经量和经色均已

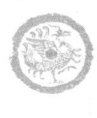

正常。

于 2000 年 10 月 31 日患者告之，经医院确诊已怀孕了，余嘱其继服中药保胎，因偶有腰酸腿软，遂于原方中加入砂仁 6 克（后下），黄芩 9 克以安胎，川断 15 克，生杜仲 12 克，桑寄生 30 克，增强其强筋骨和补肾保胎之功，连服三个月。其间患者每月到医院妇产科检查，胎儿发育正常，患者也无明显不适。

至 2001 年 2 月初，余仍以二诊方随证加减调治，因已度过以往"胎停育"的妊期，遂改为隔日服药一剂。

至 2001 年 6 月该患已妊娠 8 个月，身无任何不适，查其舌已不淡嫩，脉象弦滑有力，于首诊方中将黄芪、党参量减为 18 克，加黄芩 10 克，砂仁 6 克，川断 15 克，苏梗 3 克，取泰山盘石散之意以养胎保胎。嘱其一周服两剂，间断服药，直至临产前停药。

两年后患者携其所生之幼女前来门诊治疗咳嗽，知其届时而产，婴儿体重 6 斤 2 两。

【医话】

"胎停育"中医称之谓"胎死腹中"。冲主血海，任主胞胎，本例病人之胎停育已经连续发生两次，均属气血不足、冲任亏虚致胎失所养而停止发育，胎死腹中，故以气血双补之八珍汤加减调治，届期而产。

期间治疗后期仍间断服药，至临产期而不敢停药者，乃因中医认为胎儿发育主要靠母体之血养胎，而"有形之血不可速生"，故必坚持用药方能达到养血安胎保胎之目的。方药之中重用党参、黄芪补气药，乃取阳生阴长之义，气充则血旺也。

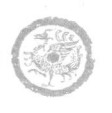

　　本例病人在治疗期间，时而加入黄芩，乃取其与方中白术相伍，有"芩术安胎要药"之功，更可防温补之品偏热之弊也。

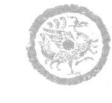

小儿抽动症

孙某某，男，8岁，家住北京市海淀区皂君庙。2005年4月23日，患儿由其父母携带来门诊就医。

家长代诉病情如下：孩子经常不自主地"挤眉弄眼"，一天总在动，没有安稳的时间，有时出现手抽动，经常在吃饭进餐时把碗筷弄掉地上，曾在北京多家医院诊断为"小儿抽动症"、"小儿抽动秽语综合征"、"小儿多动症"等不同病名。也曾服用西药，病情有所减轻，但稍一停药就复发如初，病史已有三年之久。

余查之，小儿素日偏于肉食和糖果，唇红，大便干结如羊屎状，经常鼻衄，欲食冷饮。

舌苔白腻，脉弦滑数。

【病名诊断】小儿抽动症。

【中医辨证】饮食不节，痰热内生，扰动肝风。

【中医治则】清热豁痰熄风。

【中医处方用药】芩连温胆汤加味

| 川黄连 2克 | 黄芩 9克 | 清半夏 9克 | 陈皮 9克 |
| 竹茹 9克 | 枳实 9克 | 茯苓 30克 | |

(加)羚羊角粉 0.6克（分两次冲服）

| 钩藤 9克 | 白僵蚕 9克 | 天竺黄 9克 | 胆南星 6克 |
| 天麻 9克 | 生栀子 6克 | 生甘草 6克 | |

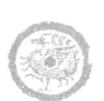

【煎服方法及注意事项】

七剂，水煎服，日服一剂，早晚分温服之。嘱其清淡饮食，忌食鱼肉海鲜及甜食水果和各种饮料，口渴时喝白开水为宜。

【治疗经过和疗效】

该患儿服上方，随症加减，共服药 28 剂，其多动和抽动，以及挤眉弄眼等现象全部消失。余以原方减去天麻、胆星、天竺黄、白僵蚕，继投十五剂，令其隔日服一剂，巩固疗效，以善其后。

2014 年 8 月 26 日，该患儿因去北戴河戏海游玩而感冒发热前来门诊就医，得知其小儿抽动症愈后无发，现已考入北京理工大学。

【医话】

中医认为，动者为阳，静者为阴，所以无论小儿多动症还是抽动症，都属于阳热者居多，而抽动症又挟有肝风。大凡小儿所患该病，亦多因素日家庭宠爱过度而饮食不节，偏于肥甘厚味所致患儿痰热内蕴，日久痰热引动肝风而发此类病症。

余临床治疗此类小儿多动症或抽动症，喜用芩连温胆汤加味而获效，并加用羚羊角粉、钩藤、天麻、胆星、天竺黄之品，以奏清肝熄风之功，其抽动和多动之症自止。

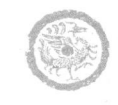

小脑萎缩

　　吴小梅，女，56 岁，哈尔滨市人，暂住北京昌平区天通苑小区。2006 年 3 月 18 日初诊。

　　患者亲戚代诉病情，告之该患在北京宣武医院确诊为"小脑萎缩"，目前走路时摇摇晃晃，步态蹒跚，说话时发音不清楚，语言表达不利，精神时而恍惚，书写困难，并伴有头目晕眩，大便时排便不爽，2～3 日便一次，便不干。

　　余查其舌质嫩、舌边有痕，舌尖有瘀点。脉沉弦细。

　　【病名诊断】小脑萎缩。

　　【中医辨证】气血虚而挟瘀，兼肾阴亏损。

　　【中医治则】补气血补肾阴，兼以活血化瘀。

　　【中医处方用药】当归补血汤合桃红四物汤加味。

生黄芪 50 克	当归 15 克	川芎 9 克	赤芍 15 克
熟地 15 克	桃仁 9 克	西红花 3 克(焗服)	(加)茜草 9 克
茯苓 15 克	白术 15 克	防风 9 克	怀牛膝 15 克
川断 15 克	山芋肉 12 克	石菖蒲 6 克	远志 6 克

　　【煎服方法及注意事项】

　　五剂，水煎服，日服一剂，分早晚温服各一次。忌油腻，宜清淡饮食。

　　【治疗经过和疗效】

　　患者 2 个月后来复诊，告之初诊后带药回哈尔滨，至今已服药 60 剂左右，行走如常人，语言流利，表达无误，书

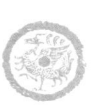
写无困难，头晕目眩等症状全部消失。余查其舌质仍嫩，尖有瘀点，脉仍沉弦细，知其病久入深，不可速求，仍本原法原方调治，将生黄芪用量减为 30 克，加桑椹 15 克，以增其补肾阴之力，嘱其隔日服一剂，连服三十剂后再议。

该患于 2008 年因咳喘而来京就医，告知原小脑萎缩病症无发，一切已如常人。

【医话】

本例病人现代医学诊断为"小脑萎缩"，其临床表现主要是步态蹒跚，语言不利，精神恍惚，书写困难。从中医角度认识该病，似属"舌暗不能语，足废不能用"的"喑痱"证之列。但据其舌嫩边有痕，尖有瘀点，脉沉弦细，辨为气血虚而挟瘀，兼肾阴亏损，选用当归补血汤重用生黄芪以补其气，取阳生阴长、气足则血旺之意；合桃红四物汤以养血理血，活血化瘀以行血中之滞；加用怀牛膝、川断、山萸肉、石菖蒲、远志者，盖取地黄饮子之部分组成，以治肾阴虚所致"舌暗不语，足废不用"的音痱证之意也。

本例病人之所以疗效较好，除药物治疗之外，病人素不饮酒也不吸烟，亦不过食肥甘，这也是其病向愈的一个有利因素。

余临床所遇脑溢血、脑血栓、脑栓塞、脑萎缩等病人，多有大便时排便不爽，多日不便而便又不干结的特点。余思之，这可能是脑血管病造成的肠蠕动减弱所致，医者不可妄用峻下通便之品，而应用活血化瘀之品，通其络、治其血而使大便可随之通肠。

如果从"逆思维"的角度上考虑，老年人如果出现多日不便，排便时困难不爽，但大便并不干结而是软条的情

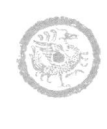

况，除了根据舌脉的特点考虑到其体虚中气不足，以及食物中蔬菜少、粗纤维少等诸多因素外，是否可将这种老年人大便不正常作为脑血管病的一个征兆来认识，供参考。

又，脑血管病常可伴有大便多日不行，而大便多日不解又可导致肠道中产生的毒素被再吸收，从而加重脑血管病，因此通腑泄便醒脑之法在治疗脑血管病的过程中事关重要，必要时应用少量之生川军，化其久病入络之瘀，入血活血，同时又能走气分而通腑气，不失为恰当之举。

倘若脑血管疾病，无论脑溢血、脑血栓、脑栓塞、脑萎缩，其病人舌苔厚腻者，又当以痰湿热瘀论治，宜选用温胆汤合桃红四物，甚至抵当汤合方治之，有助于病人临床症状之改善。

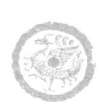

溃疡性结肠炎（湿热型）

赵某某，男，30 岁，北京人。1996 年 2 月 18 日初诊。

患者自诉于 1995 年 7 月 6 日因经常腹痛腹泻并便血而就诊于首都医科大学宣武医院，该院给患者当即做了结肠镜检（编号 6692），镜检报告全文如下：结肠镜进达回盲部，阑尾口清晰，回盲瓣呈唇状，彩印 × 1；升结肠、盲肠形态正常，横结肠左半部可见息肉样增生，降结肠及乙状结肠黏膜密布息肉样黏膜赘生物，活检 × 4，打印 × 3，摄气 × 3，距肛门 25 厘米处黏膜逐渐正常，直肠形态大致正常。病理诊断为"炎性息肉"；镜检诊断为"溃疡性结肠炎"。因结肠病灶广泛，无法手术。该患目前仍是经常腹痛腹泻，几乎天天便脓血而稠黏，自觉体力不支，不敢结婚。

余查之，病人舌苔黄腻，舌质暗。脉沉弦滑数。

【病名诊断】慢性溃疡性结肠炎。

【中医辨证】湿热蕴积于肠，久而伤血。

【中医治则】清解肠中湿热兼凉血活血。

【中医处方用药】薏苡附子败酱散与赤小豆当归散合方加味。

生苡仁 30 克　　炮附片 6 克　　败酱草 30 克　当归 12 克

赤小豆 30 克（打）　（加）鱼腥草 30 克　生冬瓜仁 30 克（打）

桃仁 9 克　　　马齿苋 30 克　　炒槐花 15 克　生地榆 12 克

侧柏炭 9 克　　炮姜炭 9 克　　山慈菇 9 克

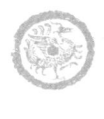

【煎服方法及注意事项】

水煎服，日一剂，早晚分温服之。嘱其以清淡易消化饮食为宜，忌辛辣、油腻、滋补营养品、烟酒、甜食、饮料等。

【治疗经过和疗效】

以上方加减治疗三个半月后，患者腹痛便脓血已无，身体乏力和精神疲倦有改善。

至治疗 6 个月左右，于 1996 年 8 月 22 日在宣武医院复查，结肠镜检报告描述如下：结肠镜进达回盲部，阑尾口清晰，升结肠及盲肠形态大致正常，横行结肠黏膜呈卵石状，间有假息肉，多形性，活检×1，降结肠黏膜呈斑点样小凹陷，状如雨打沙滩样改变，直肠与乙状结肠轻度充血，摄气×2，细胞刷片结果为结肠黏膜水肿，慢性炎症；镜检报告为"溃疡型结肠炎（静止期）"。

余仍以原方随证加减治疗，至 1997 年 9 月 11 日该患再去宣武医院复查，结肠镜检描述如下：结肠镜进达回盲部，阑尾口清晰，回盲瓣呈唇状，整个结肠黏膜有增厚感，降结肠可见渔网样改变，乙状结肠可见散在不整形息肉样改变，活检×2，打印×4，镜检诊断为"溃疡型结肠炎（恢复期）"。余仍以原方去侧柏炭、炮姜炭，加生川军 3 克，白术 12 克，枳壳 12 克，继续治疗 3 个月左右，患者已无任何不适感，饮食二便均正常，遂停药。

两年后，该患携其双胞胎幼子来余门诊治小儿咳嗽，得知该患疾病无发。

【医话】

溃疡性结肠炎是一种慢性常见病，也被视为结肠癌的高

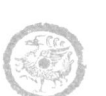

危病因，特别是本例病人伴见多发性结肠息肉的情况，更是危险性剧增。余临床中凡遇溃疡性结肠炎或结肠息肉之病人，见舌苔黄腻属湿热内蕴于肠者，每喜用此方而获效。

须知，溃疡性结肠炎也有水样便，舌淡嫩，属脾胃虚寒者，非本方应用范畴，余常以连理汤，即附子理中汤加黄连，加减治之而效。

本例所用之方，实取治疗肠痈之薏苡附子败酱散，配合治疗湿热蚀肛成脓之赤小豆当归散合方加味而成。其中鱼腥草一药，余喜用于肺热咳喘、咽喉肿痛、胆囊炎及胰腺炎之病人，其清热解毒消炎之功甚良；冬瓜仁余喜用生者，意在保全其排脓消痈之良能；马齿苋、山慈菇对于肠痈痢毒之肠中湿热者有上好的疗效，迥非他药所及；加槐花、生地榆、侧柏炭者，乃清肠中热毒、凉血活血止血之用，暗合槐花散之义。

溃疡性结肠炎，或者是结肠息肉，非一二日之功而能取效。无论患者还是医者，均应对这类病有足够的认识，要坚持治疗，守法守方，随症加减，方能取得较好疗效。

本例病人因结肠溃疡及息肉病灶广泛，确属肠癌高危病人，又因病灶范围广泛而苦于无法手术治疗，坚持用中药治疗1年又10个月左右，病愈亦属难能可贵。

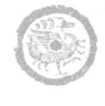

化脓性泪囊炎

孙某某，女，66岁，黑龙江省哈尔滨市人。于2014年10月31日来余门诊。

初诊时因既往有胆囊炎、胆囊结石、高血压、腔隙性脑梗、心供血不足等病，出现头痛、耳鸣、善忘、稍有劳作时就手足麻木，有时会有正在吃饭过程中就睡着了的现象，经余治疗2个月余，患者上述诸症均已消失，其腔隙性脑梗经CT复查也已消失，心情喜出望外。

但患者尚有一年多之顽疾，就是左内眼角时时向外流脓，因久治不愈而丧失治疗信心。

余仔细查询，得知患者口臭，小便不适，时时阴痒，尿黄而秽。1年前做阑尾炎切除术，因慢性鼻窦炎而做鼻息肉切除术两次。

验其舌苔白腻、舌质暗。脉沉弦。

【病名诊断】化脓性泪囊炎。

【中医辨证】肝胆湿热。

【中医治则】清利肝胆湿热。

【中医处方用药】龙胆泻肝汤加味。

龙胆草9克	生山栀9克	黄芩9克	柴胡9克
生地12克	车前子15克(布包)	泽泻25克	木通6克
当归9克	生甘草6克	生苡仁30克	蒲公英30克
鱼腥草30克	山豆根30克		

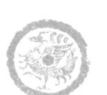

【煎服方法及注意事项】

七副，水煎服，日服一剂，早（餐前一小时）、晚（临睡前）分温服之。嘱其忌辛辣、油腻、甜食、各种滋补品，宜清淡饮食，防止操劳过度。

【治疗经过和疗效】

本病案余在首次治疗其眼角流脓时，自以为重用双花、连翘、公英、地丁、黄连等清热解毒之品可清除其流脓之疾，不料患者服完七剂药后，告之眼角流脓毫无改善。余思之良久，改投龙胆泻肝汤加味（上方），七剂药后患者高兴地告诉我说："这个方子太好使了，眼角已不流脓了，而且头清身爽，全身都轻松多了。"

余虑其眼角流脓已多年不愈，恐其复发，遂仍以原方加白术 12 克，枳壳 12 克，继投七剂，巩固治疗以善其后。

【医话】

患者左内眼角流脓多年，久治不愈，恐是他医和余初次治疗时所犯错误相雷同。余首次治疗时，满以为大剂清热解毒之品（五味消毒饮加减）可以奏效，然而却毫无效果。

余再诊时转而改投龙胆泻肝汤加味，清利肝胆湿热而获效。这一现实充分体现了中医辨证论治之特点，故附录于此。究其取效之理，缘于肝开窍于目，眼角流脓应归属肝经湿热，而非一般的单纯热邪，故投龙胆泻肝汤取效甚捷。

本病案的治疗经过还反映了以下两点：一，中医药治疗湿热合邪为患的疾病，若单纯清热为主，则很难取效，因清热苦寒之品只能清热而不能祛其湿，反而有冰伏病机之弊，致使湿不易化而热亦难除；二，治疗湿热病，湿热

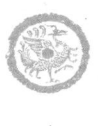

合邪之证，务必要以祛湿化湿利湿为主，兼寓清热，只有湿邪去则其热亦易清，这样方能达到叶天士先师所说的湿去则热孤矣，这是今日之中医在临床治疗湿热病证时必须注意的。

岐黄之术自有传承

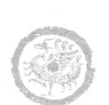

眼肌型重症肌无力

吴某，女，35岁，张家口人。于2007年3月6日由其丈夫手领着来余门诊就医。

自诉双眼的上眼皮抬不起来，眼睛睁不开，看不着路，已有半年之久，严重影响正常生活，心情苦恼万分，曾在多家医院就诊，均确诊为"眼肌型重症肌无力"，服用吡啶斯的明等抗胆碱酯酶药物，效果不显，因而转诊于中医药治疗。

余观其人，身体消瘦，面色不泽，询知其饮食不佳，畏冷食，大便不成形，1～2次/日，气短乏力，语声低微，精神疲倦。

验其舌淡嫩，脉弱无力。

【病名诊断】 眼肌型重症肌无力。

【中医辨证】 脾虚气弱，中气不充。

【中医治则】 健脾补中益气。

【中医处方用药】 补中益气汤加味。

党参18克　　生黄芪18克　　炒白术15克　　陈皮6克

升麻3克　　柴胡3克　　当归12克　　炙甘草6克

（加）制马钱子粉0.2克（分二次冲服）

【煎服方法及注意事项】

七剂，水煎服，日服一剂，分早晚各服一次。忌生冷黏腻、肥甘厚味，嘱其保持良好心态。

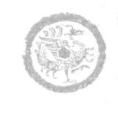

【治疗经过和疗效】

患者于 3 月 18 日来复诊，自诉服药后全身乏力，精神疲倦已明显减轻，大便已成形，日一次，食欲有所增加。但上眼皮仍是抬不起来，眼睛睁不开，一个人走路尚须用手撑开眼皮方能看清路。余查其舌脉无明显改变，仍本原法原方，再加生姜 2 片，红大枣 3 枚（掰开），以增强补中气、醒脾气之力。

自此以后，该患连续服药至 4 月 1 日，共服药 22 剂，告之眼睛不用手扒开而能自己睁开了，可以单人独立行走，但眼睁开的还不利落，还是与病前有区别，仍觉眼皮无力。余查询得知大便已成形，饮食有加，神疲乏力显减，脉证所见，脾虚之情已减，但中气不足要恢复尚待时日，遂继投原方治疗。

于 7 月 6 日复诊时，患者共服药 115 剂，病人眼睛睁开已如常人，但发现自己的"右眼珠视物锁不住，总向外侧飘移"，余改投杞菊地黄丸加制马钱子粉 0.2 克。连服月余，右眼视物时眼珠已无向外侧飘移现象，自己称之为"右眼球能锁住了"，病告痊愈。

【医话】

眼肌型重症肌无力，中医称之为"睑废证"（见《目经大成》）。现代医学到目前为止，对其病因尚未完全明了，多认为与自身免疫有关。重症肌无力，临床上通常分为三种类型：即眼肌型、延髓型、全身型。其中眼肌型在重症肌无力中所占比例最大，它常常是重症肌无力病的初期阶段。目前西医多采用抗胆碱酯酶药物治疗，如新斯的明、吡啶斯的明等，效果不理想，且有一定的副作用。而免疫抑制剂不仅副

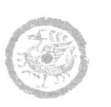

作用大，效果亦不满意。胸腺切除的治疗效果也不确切，目前较少采用。因此本病是一种常见而又难治的慢性病。

根据国内目前有些医学期刊的病例报道，认为中医药治疗此病，不仅疗效显著，且复发率低，尚未发现中医药的毒副作用。

余治疗眼肌型重症肌无力，选用补中益气汤是容易想到的，但方中加入制马钱子的经验是完全学习刘弼臣老师的经验，临证效仿用之，治愈数人，果然有效。

北京中医药大学附属东直门医院刘弼臣教授（已故），被群众称为"小儿王"，今将刘弼臣老师用马钱子一药的经验总结如下，供同仁参用：一，马钱子又名番木鳖，有大毒，内服用药必须经过炮制后而用，故医生在处方用药时一定要写明"制马钱子"，生马钱子断不可内服；二，补中益气汤加制马钱子治睑废症疗效可靠，若单用补中益气汤或单用制马钱子均远不如二者合用的效果显著；三，治疗用药一般宜在 3 个月以上，少于三个月或间断用药，效果不佳；四，制马钱子用量要严格掌控，一般小儿一日不超过 0.1克，大人不超过 0.2 克为宜。

除此之外，余尚要补充一句，补中益气汤临床用于治疗脾虚中气不足或脾虚中气下陷之病，如脱肛、胃下垂、子宫脱垂等病，包括睑废证等是舌嫩脉弱无力者。在应用时，其药物用量不宜过大，量大反而疗效不好，所以诸多医家，包括脾胃大家李东垣在内，主张治疗脾胃之药不宜量大，大量会有碍于脾胃之中气，或形成壅滞之机。药量宜轻，则补而不滞，生机勃勃。

眼肌型重症肌无力，中医称为"睑废证"，用补中益气

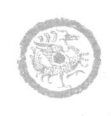

汤加用制马钱子而获良效，是有其理论根据的。中医认为眼睑属脾，而脾又主肌肉，当人体脾虚气弱则中气不足，会导致肌肉失于充养，肌肉无力而松缓不收，形成睑废证，故用补中益气汤加制马钱子而获效。方中加用马钱子，意在疏通经络，助脾气充养肌肉。张锡纯所著《医学衷中参西录》中称马钱子"开通经络，透达关节之力，远胜于他药"，故今日临床又常用其治疗风湿痹痛、筋脉拘挛或肢体麻木瘫痪等症。

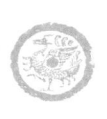

面部痤疮

胡某，男，28岁，家住北京朝阳区水碓子。2013年3月初诊。

自诉面部及下颌部多发痘痘，大如黄豆、小如绿豆大小，屡发不止，已有两年之久，欲服中药治疗。

余查之，该患面部之痤疮呈现明显的红、肿、热、痛特点，部分痤疮顶部带有黄色脓点，有的痤疮发的较大而坚硬，呈瘤型。仔细查询，得知患者素日嗜食辛辣，偏于肉食，既往经常发生扁桃体发炎、发烧、咳嗽黄痰。

验其舌苔黄腻，舌尖红。脉弦滑。

【病名诊断】 痤疮。

【中医辨证】 饮食不节，湿热内盛，上泛于面。

【中医治则】 清胃热，祛脾湿，解毒。

【中医处方用药】 五味消毒饮合黄连解毒汤加味。

双花 30克	蒲公英 30克	紫花地丁 9克	野菊花 9克
天葵子 9克	黄连 6克	黄芩 9克	生栀子 6克
黄柏 6克	（加）生苡仁 30克	连翘 9克	生甘草 6克

【煎服方法及注意事项】

七剂，水煎服，日服一剂，早晚分温服之。忌食辛辣、甜食、各种饮料、鱼肉类，宜清淡饮食。

【治疗经过和疗效】

该患服用上方加减近四周，配合忌口，其面部痤疮全部

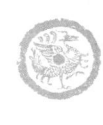

消失，其患处皮肤部分留有褐色，但日益变浅，遂停药。

【医话】

面部痤疮大多发生于青壮年，部分患者是由粉刺发展而来。究其原因，十之八九缘于饮食不节，嗜食辛辣或鱼肉海鲜，或嗜食甜食、巧克力等高热量高营养食品所致，少数患者为误用滋补品所致。

从痤疮的局部特点看，多表现为红、肿、热、痛，甚者合并感染而有脓点。

治疗此病，余喜用五味消毒饮合黄连解毒汤合方治之，清解其热毒为主旨。

在治疗期间，嘱患者忌口至关重要。若不忌口，嗜食辛辣和鱼肉海鲜，或滋补品、或甜食，犹如火上浇油，严重影响治疗。

余曾在自己所著《伤寒论临床应用五十论》一书中提出："治面独取阳明"，所以在治疗面部痤疮时亦无例外，清其胃肠之热是不可挪移之法。

痤疮之人缘于饮食不节，久而造成体内湿热内盛，然而这湿热内盛之邪偏偏发于面部，这是有其原因的。其原因就在于痤疮之人素日饮食不节，病从口入，乱于胃肠，而胃肠乃阳明经所系（《黄帝内经》有言"夫大小肠，皆属于胃，是足阳明也"）。足阳明胃之经脉布敷于面部最广，所以在正常生理状态下，足阳明胃之经脉气血之盛衰，直接主宰着人的面部之枯荣。《素问·上古天真论》明言"女子二七天癸至……五七阳明脉衰，面始焦，发始堕"即是明训。因此，当人饮食不节，湿热蕴积于胃肠，久而久之，胃肠湿热之邪就循经上泛于面，而发为痤疮。

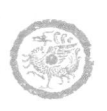

　　余以五味消毒饮与黄连解毒汤合方加味治其痤疮，无外清解胃肠邪热之毒耳，遂收良效，屡用屡验。是以证明中医在辨证治疗中，经络辨证亦不可轻视。

　　个别痤疮病人虽有胃肠之邪热，然脾湿亦重，表现为经常大便溏而不成形，舌苔腻，此脾湿之兆也，余常于上方中加健脾祛湿之品，如生苡仁、苍术、陈皮等，既可健脾祛湿，又能防苦寒之药伤胃之弊端。

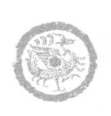

复发性口腔溃疡

郭某某，女，34 岁，河北省承德市人。该患于 2010 年 2 月 25 日初诊。

自诉有口舌糜烂病史多年，反复发作，近日发作 3 天，严重影响进食，遂前来就医。

余查询得知患者既往嗜食辛辣和甜食，同时伴见口苦舌干，心烦易怒，尿黄失眠，牙龈肿而出血。既往有多种慢性病：一年前做阑尾炎切除术，甲状腺结节、乳腺增生、肛周有混合痔、慢性盆腔炎、右卵巢囊肿、肝血管瘤、慢性浅表性胃炎。该患之口腔溃疡，平均一个月内有 20 天左右在发作，于三月前在北京口腔医院诊断为"重症复发性口腔溃疡"。

验其舌苔白厚腻，舌尖有红点，脉象沉弦。

【病名诊断】重症复发性口腔溃疡。

【中医辨证】情志不遂而肝郁化火，饮食不节而脾湿胃热，湿热合邪发为口糜。

【中医治则】清解心肝之郁火，兼清脾胃湿热。

【中医处方用药】清胃理脾汤合导赤散加味。

苍术 12 克	厚朴 12 克	陈皮 6 克	黄连 9 克
黄芩 9 克	生地 12 克	木通 6 克	竹叶 6 克
生甘草 6 克	（加）生栀子 6 克	豆豉 9 克	干姜 3 克

【煎服方法及注意事项】

十剂，水煎服，每剂分二次服，日服三次，共一剂半，

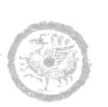
分早（餐前一小时）、中（下午三点左右）、晚（临睡前）三次服。忌辛辣、甜食、油腻，嘱其心情舒畅。

【治疗经过和疗效】

因是外地来京看病，路途不便，故首诊带药十剂，为七天量。患者于 3 月 15 日来京复诊，告之口腔溃疡几乎已痊愈，仅感觉口腔黏膜和舌边尚有轻微不适，但口舌疼痛已消失，能正常进食，且口苦心烦、尿黄失眠均已大减，牙龈肿痛出血已无。

余查之，患者舌苔白微腻，舌尖尚有红点，脉尚弦，认为患者心肝之郁火及脾胃之湿热虽已减轻，尚属大邪虽解而小邪未除，炉烟虽熄而灰中有火，仍投原方继服 15 剂，方中黄连减为 6 克，改为日服一剂，以巩固善后。半年后患者来门诊看乳腺增生，告之其口腔溃疡无发。

【医话】

口腔溃疡病，中医称之"口糜"，如果仅见舌溃疡则中医称之为"舌糜"。现代医学习惯性地认为此病是因为缺乏维生素所致。然而在临床实践中，患口腔溃疡病人在接受维生素药物治疗后，仍有很多病人溃疡复发不止，中医药治疗却能收到很好的疗效，实令人深思。

因为目前中医所用中药饮片都是干燥的，中药饮片煎服的汤药不可能有直接补充人体维生素的作用。然而事实证明，服汤药后口腔溃疡很快痊愈，实在是对现代医学认为口腔溃疡是因为人体维生素缺乏所致的说法的一个挑战。

须知，人在饮食不节的情况下，会影响人体对维生素的吸收，从而造成维生素的缺乏，这是一个不争的事实。譬如，橘子吃多了就会影响维生素 C 的吸收，而产生"烂嘴"

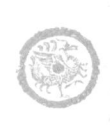

和"上火"的现象；如果大蒜吃多了，不仅会伤害眼睛，同时还会影响人体对维生素 B2 的吸收。这就充分证明了人在饮食不节、嗜食肥甘厚味和辛辣油腻过多的情况下会影响人体对维生素的吸收，从而导致维生素的缺乏，出现口腔溃疡这一事实。西医用口服维生素的治疗方法来治疗口腔溃疡疗效不甚理想，是因为病人口服了维生素后，病人对维生素药片仍不能很好地吸收，所以难以取效。而中医药对口腔溃疡的治疗，是从病人的脾胃入手。

中医认为舌为心之苗，脾之外候，口腔和脾的关系至为密切。唇属于脾经，脾胃脏腑相关，人过食肥甘厚味，会导致脾湿胃热（这里的胃也包括肠在内，《黄帝内经》云"夫大小肠皆属于胃，是足阳明也"。），影响人体对维生素的吸收，从而出现口腔溃疡。

在治疗上，清其胃（肠）热，除其脾湿，病人对维生素的吸收恢复正常，其口腔溃疡随之而愈，这就是中药并不能直接补充维生素，却能治愈口腔溃疡的道理所在。在这一点上，西医补充维生素方法治口腔溃疡可以说是治标；而中医药清其胃热、除其脾湿的方法，可以说是治其本。

清胃理脾汤见于清代吴谦主编的《医宗金鉴》杂病篇，其药物组成简单明了，即平胃散加黄连、黄芩。平胃散（苍术、厚朴、陈皮、甘草）以健脾行气而祛其脾湿，黄芩、黄连清其胃热。余临证中治疗口腔溃疡习用此方（除极少见的口腔溃疡属于相火上泛或阴虚所致者，其舌脉无湿热之象，口腔溃疡亦无疼痛）合导赤散合方加减，每收良效。

其加减方法略言于下：口腔溃疡疼痛较甚者，常于合方之中加入少许干姜（1～3 克），取干姜与黄连相伍，名"水

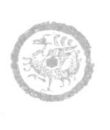

火散"，二药用量之比约为1：3，善治口糜疼痛；溃疡面出血者，可酌加大黄炭10克；病人舌尖红赤，心烦易怒，口干舌燥者，常于合方之中加入栀子豉汤，既清其郁热，又清中有散，达到"火郁发之"目的；将导赤散与清胃理脾汤相伍而组成合方，是因为导赤散是中医治疗口糜之传统良方，同时该方能引胃肠之邪热从小便而出，使邪有出路，开门驱寇。

　　小儿之口腔溃疡大多是饮食所伤，应用清胃理脾汤合导赤散合方治之，亦效。伴见便干鼻衄者，可酌加川军、生栀子少许。

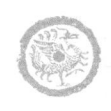

背恶寒证

魏某某，男，35 岁，山东菏泽地区人，在北京朝阳区某家居装饰城打工。2002 年 8 月 24 日初诊。

自诉其双肩及后背部畏寒怕冷，总感觉从后脖及整个后背向外冒凉气，特别怕风吹，已有两年余，曾接受多位医生治疗，均以肾阳虚论治，服桂附地黄丸而无效，特来门诊就医。

余观其所穿衣服，令余惊讶，因为当时正值北京气温在 32℃～34℃之间，温度高而湿度又大的"桑拿天"，可是该病人身着短袖衫，外面又套一个皮背心，还感觉后背冷。

余查询得知该病患初起自劳作汗出后冷水浴，浴后又喝冷饮而发病。患者并告之身上若出点汗，后背畏寒怕冷则有所减轻，但吃发汗的药也很难出汗，余无其他明显不适。

查验其舌苔白微腻，脉弦紧有力。

【病名诊断】 背恶寒证。

【中医辨证】 外寒挟湿侵袭足太阳经脉。

【中医治则】 辛温发汗，兼以祛湿。

【中医处方用药】 麻黄加术汤加葛根。

生麻黄 9 克　　桂枝 9 克　　杏仁 9 克　　炙甘草 6 克

苍术 12 克　　葛根 12 克

【煎服方法及注意事项】

三剂，水煎服，每剂分两次服，每日服三次，共一剂

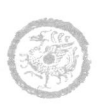

半，早（餐前 1 小时）、中（下午三点左右）、晚（临睡前服）各服一次。嘱其若是大汗出后就停药。忌油腻、生冷、甜食饮料和各种滋补品。

【治疗经过和疗效】

于 8 月 27 日患者来复诊，告之三剂药服完，病情无任何改善，服药后亦无汗出。余查其舌脉同前，沉思良久，仍认为该证是外寒挟湿所致，将原方中麻黄增为 12 克，继投三剂，煎服同前法。

患者于 9 月 2 日再次复诊时，该患告之服药后 30 分钟左右身上开始出汗，尤以后背汗出为著，肩背部畏寒程度明显减轻近半。余于二诊方中减去杏仁，加入羌活 3 克，防风 3 克，欲增其散解太阳经脉寒邪及除湿之力，三剂，煎服同前法。

9 月 6 日再次复诊时，病人告之其病已愈，背畏寒已全部消失，身如常人。余观之，患者已脱去皮背心，遂停药。

【医话】

学习中医者，皆知人体感受外寒侵袭，若日久不解，则外寒可内传入里，并随病人素体之不同，或从寒化，或从热化，或从湿化……变证多端。本例病人，感受外寒已两年之久，然既无内传，又无他变，实可庆幸，其原因就在于病人正气不虚，体内亦无明显寒热湿邪内蕴，故虽外寒侵袭日久，但外寒挟湿之邪仍在足太阳膀胱经脉之中（该经脉在背部有四条支行）。其表寒久而不去，乃因兼湿，故久而不愈。首诊无效，乃因药后不汗而邪无出处，而药后不汗之因又当责之余之药轻而病邪重，故不效。所以二诊后将麻黄增加用量后，汗出而邪解，背恶寒及冒凉气之苦尽除。

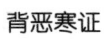

本病例不取用麻黄汤，而选用麻黄加术汤，因其舌象有腻，兼湿邪无疑，故取麻黄加术汤既发散在表之寒，又除其湿邪。

目前在中医界，认为麻黄汤已无用武之地，可以弃之不用者大有人在，余不敢苟同。倘若病人感受外寒后初起阶段，尚无化热之征兆（如咽痛、黄涕等），此时别无他方，非麻黄汤不可。

然而，今日之外感寒邪之人，在感寒后十之八九是自找一些治感冒的中西成药服之，待到药后不效再来就诊时，又因素日饮食不节而体内湿热内盛，表寒早已从湿从热而化，这就是为什么今天医者在接治有明显感受外寒的病人时，往往都用不上麻黄汤的道理。

又，麻黄汤一方，虽由麻黄、杏仁、桂枝、甘草四味药组成，但善于学习者便会知道，麻黄汤一方若随证加减，可形成一系列行之有效的方：方中减去桂枝，加入生石膏，不就是著名的麻杏石甘汤嘛，善治肺热咳喘；还有麻杏薏甘汤、大青龙汤（实质是麻黄汤中加生石膏以清其内热之烦躁，又恐伤胃，遂于方中加入生姜和大枣而成）；越婢汤（麻黄汤中去杏仁、桂枝，加入生石膏、生姜、大枣）善治风水之症（余常用之治急性肾炎之发病初起阶段，效果甚好）。

要之，仲景书所载之经方，随证加减，每一首方都能形成一个系列方：桂枝汤系列（数十首方）、小柴胡汤系列方、半夏泻心汤系列方、四逆汤系列方、苓桂术甘汤系列方……数不胜数，后学者当视之为珍宝，仔细研用，受益无穷。

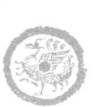

大头瘟（大头天行）

李某，女，19 岁，北京某幼儿园幼师，余之友人李训杰和李聪霖之女。该患于 1989 年 6 月 2 日来北京中医药大学国医堂门诊部就诊。

自述其一周前开始发病，双耳垂下方和耳后边肿痛、嗓子痛，伴有发烧，体温在 38.6℃左右波动，曾到所属医院就诊，以病毒性腮腺炎合并扁桃体炎治疗一周左右，但发热不退，反有升高趋势，头胀、头晕、头痛，自觉头面"肿大如牛"，面目肿而使眼睛不开，病情不减反日渐加重，遂前来门诊就医。

余视之，见患者头面及颈部裸露部位皮肤渐红，头面及颈部肿大变形，乳房以上至颈部已明显肿起而与乳峰相平，双耳因头面肿大而显得向内凹陷，查体温为 38.9℃。余视其病急重，仔细询问，得知其父母因工作肩负重责而无暇回家照顾她（1989 年 6 月 4 日为天安门广场"动乱"的特殊时期），致使该患每日以压缩饼干、牛肉干、道口烧鸡、巧克力、香肠等为主要食物来源已近月余。病人口渴喜冷饮，尿黄、咽喉红肿甚；自觉食欲加倍，令人吃惊，"总是吃不饱，吃了还想吃"。

余查其舌苔黄腻而厚，舌质红，尖边有赤点。脉弦滑而数。

【病名诊断】大头瘟（又称"大头天行"）。

【**中医辨证**】瘟毒挟湿。

【**中医治则**】清解瘟热毒邪，兼化湿浊。

【**中医处方用药**】普济消毒饮加减

黄连 6克	黄芩 10克	牛蒡子 10克	玄参 15克
桔梗 10克	生甘草 6克	板蓝根 15克	升麻 10克
柴胡 10克	马勃 6克 (包)	连翘 10克	陈皮 6克
蝉衣 10克	薄荷 6克 (后下)	白僵蚕 10克	生川军 3克
片姜黄 10克	生石膏末 30克 (先下)		

【**煎服方法及注意事项**】

五剂，水煎服。嘱其每日服 2 剂，每剂分两次服，日服四次药（早六点、上午十点、下午三点半、晚九点各服药一次）。忌一切肉食、辛辣之品和营养药及滋补品，改善饮食习惯，吃老百姓家常饭菜，吃清淡素食。胡椒、大料、花椒、葱、蒜、茴香、韭菜、香菜等温热之品皆在忌品之列。

【**治疗经过和疗效**】

服药后第四天来门诊，余视之，患者头面及颈部裸露处之红肿已消过半，询知其体温已降至 37℃～37.3℃ 之间波动，自述病情"好多了，有救了"，食量倍增现象已消失。余查其舌已白腻，舌质尚红，原舌边尖赤点已无，脉仍弦滑，遂效不更方，继投原方量八剂，服如前法。

三诊时，观病人头面及胸、颈部红肿全消，已如常人，自觉无明显不适，其舌白尚腻，脉仍弦滑，前方去生石膏及升降散成分（生大黄、片姜黄、蝉衣、白僵蚕），继投十剂，水煎服，改为日服一剂，分两次早晚温服。

四诊时，舌已不腻，改投王氏连朴饮七剂。

五诊时投以三仁汤七剂，"收关"善后。

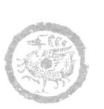

大医精诚 万世师表

【医话】

"大头瘟"一证又叫"大头天行",今已属罕见病。余早年随恩师刘渡舟老师身边完成研究生学业时,老师曾告诉余,他老人家在解放前的旧中国时代治过两例。

余在接诊本例患者时,恰逢本校学生在诊室侍诊学习,余曾在当时告诫学生,此虽为罕见病,但还是遇到了,应学会治疗。用普济消毒饮治疗本病,是先贤们传授下来的经验,不可不知。今日余将本病例录于此,望医界同仁共鉴。

本例病人之所以发生"大头瘟",全然与其饮食不节直接相关,所食之物热量过多,日久所致阳明胃热过盛且蕴湿邪,其红为热,其肿为湿,湿热合邪,发为大头瘟。所以,余主张饮食清淡,可避免或减少许多温热病的发生,包括各种传染病在内。

普济消毒饮在本例应用时,余加入生石膏,不仅取其清在里无形邪热之良能,更因其善清阳明里热而解病人"胃热则消谷善饥"吃不饱之苦;方中加入生大黄、蝉衣、片姜黄者,此三药与原方中之白僵蚕相伍,恰是清代温病大家杨栗山所创"升降散"之组成。方中生大黄不必量大,少许用之,非取其泻下通便,而意在入血分,凉血活血,清解血中瘀热(此功能详见《神农本草经》)。须知,欲清温热之毒邪,必须在清热之法中寓有透散邪热之力,亦即《黄帝内经》所言"火郁发之"之理。余临床凡遇无形邪热郁结之证,每遵此法行之。仲景之栀子豉汤也在其列,清热解热之中,寓有透散之力。

又,普济消毒饮为李东垣所创,原方作者已注明用生甘草,今人万不可忽略之,错误地妄用炙甘草代之。今日之炙

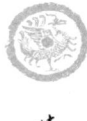

甘草乃蜜炙而成，其性甘温，偏于温中补虚，与本病不容，断不可用。生甘草不仅能清热泻火解毒，尚可通经脉而利血气，不可不知。

今之临床，用普济消毒饮治疗痄腮，西医称之为"腮腺炎"，效果可靠，无论急性或慢性的，用之皆验。

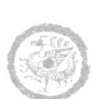

手足湿疹

李某某，女，28 岁，家住北京朝阳区胜古北里。2014 年 3 月 22 日初诊。自诉在 11～12 岁期间，双足趾起水疱，近 7 年来发展到双手足都起水疱。近两年来双手足水疱加重而甚痒，夏季尤为明显。

余查询得知该患自幼嗜食海鲜和牛肉，既往有慢性浅表性胃炎已七年余。手足水疱甚痒，搔破后流水，大便溏而不成形，1～2 次/日。舌苔白滑腻，脉沉弦细。

【病名诊断】手足湿疹。

【中医辨证】饮食不节而伤脾胃，湿自内生，久而化热，湿热外泛于四肢。

【中医治则】清热利湿，兼健脾祛湿。

【中医处方用药】薏苡竹叶散加味。

白通草 6 克　白蔻仁 6 克　　　生苡仁 30 克　竹叶 6 克
连翘 9 克　　飞滑石末 30 克(布包)　茯苓 30 克　　(加)苦参 15 克
白鲜皮 30 克　白术 12 克　　　　枳壳 12 克　　土茯苓 30 克

【煎服方法及注意事项】

七剂，水煎服，每剂分两次服，因该病人湿疹较重，故日服 1 剂半，分早（餐前 1 小时）、午（下午 3 点左右）、晚（睡前服）三次服。忌油腻、辛辣、甜食及水果、各种滋补品，宜清淡素食。

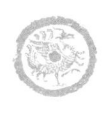

【治疗经过和疗效】

患者于 3 月 28 日复诊，药后显效，手足水疱大减，痒亦减轻，仍大便稀溏，查舌苔仍白滑腻，脉沉弦细。继投原方加苍术 12 克，陈皮 6 克，连服十七剂（11 天量）。

患者于 4 月 4 日再次复诊时，双手足水疱已无，患处皮肤已不痒，大便已成形，查其舌脉尚有湿象，遂于原方中减去苦参、白鲜皮和陈皮，苍术改用 6 克，嘱其连服两周，日服一剂，以善其后。

【医话】

薏苡竹叶散原系吴鞠通为汗出不畅而水湿之气郁闭于皮肤致发"白㾦"证所立，余临证中将其活用，治疗皮肤病属于湿热者，每每获效。诸如神经性皮炎、皮肤湿疹、玫瑰糠疹、皮肤型荨麻疹、手足脓疱病等，凡是舌苔白腻或黄腻者，投之可效。

其方加减如下：患处皮肤痒者，加苦参 15 克，白鲜皮 30 克；素日便溏者，加白术和枳壳各 12 克，取枳术丸之意，健脾行气祛湿；若皮肤湿疹向外渗水者，加用马齿苋 30 克；若皮损处皮肤呈红色者，加紫草 12 克，赤芍 12 克以凉血活血；皮损处合并感染或为手足脓疱病者，方中加用双花 30 克，公英 30 克，地丁 9 克，以增其清热解毒之功；若病人素日脾胃不和而大便稀溏，舌苔滑腻，湿邪甚重者，可于方中加入苍术 12 克，陈皮 6 克，厚朴 6 克，取平胃散之意，以增其健脾醒脾、化湿祛湿之力；对于由于接受西药治疗或食某种食物而引发的皮肤过敏性荨麻疹、过敏性药疹等，以及药物或食物所致之过敏导致的皮肤水肿，均可用此方治疗，此时于方中加用白茅根 30 克，土茯苓 30 克，莪术 9 克。

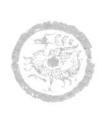

余临床数十年，用薏苡竹叶散加味治愈上述病人无数。究其原因，取效的关键就在于抓住了中医辨证论治中抓病因、抓病机的核心。凡属水湿之气蕴于皮肤者，大可用此方加减治之而效。中医治病，必首先辨证论治，而辨证论治的内涵是中医的望、闻、问、切四诊合参，这一过程粗看起来是模糊的，细究起来是精细的，微观的。

就本病例而论，皮肤湿疹而专发于手足，余处皮肤无损，足以说明该患是脾经湿盛为主要原因，因脾主四肢。所以在治疗时针对其脾湿便溏而于方中加入枳术丸组成，后又加入平胃散组成。

中医治病，要在辨证，而辨证论治的最高层次是抓病机，它比抓主症更为重要。只要病机相同，虽病症不一，概可一方通治而获效，正所谓异病同治耳，异在病的症状表现不同，同在病机和治疗上。

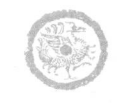

湿　疹

张某某，女，62 岁，曾就职于北京红山口国防大学。2003 年 7 月 2 日初诊。

自诉双小腿部皮肤湿疹已 11 年之久，曾经多处医院治疗，包括水剂药物、外用霜剂等多种药物治疗，均无明显改善，近日双小腿湿疹痒加重，已影响睡眠而就诊于中医。

余查之，病人双小腿皮肤湿疹面积占双小腿全部皮肤约三分之一左右，湿疹皮肤颜色发红，搔破后流黄水，大便稀溏不成形，日 2～3 次。

观其舌苔白腻有裂纹，舌质红，脉沉弦。

【病名诊断】慢性皮肤湿疹。

【中医辨证】脾虚湿盛，久而化热，湿热下注，外泛皮肤。

【中医治则】健脾祛湿，兼凉血活血。

【中医处方用药】湿疹血热方（自拟经验用方）。

苍术 12 克	白术 12 克	枳壳 12 克	茯苓 30 克
生苡仁 30 克	土茯苓 18 克	莪术 9 克	紫草 9 克
茜草 9 克	白通草 6 克	牡丹皮 9 克	地骨皮 9 克
连翘 9 克	苦参 12 克	白鲜皮 30 克	

【煎服方法及注意事项】

七剂，水煎服，日服 1 剂，早晚分温服之。嘱其忌食辛辣、油腻、甜食及果汁，忌酒及花椒和大料各种辛辣调料，

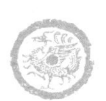

各种滋补品，包括大枣、核桃仁、蜂蜜等。

【治疗经过和疗效】

该病人服用上方加减共 56 剂，湿疹不痒时方中去苦参、白鲜皮。双小腿湿疹痊愈，大便稀溏亦随之而愈。

【医话】

余临床治疗湿疹时常用两个方：一是吴鞠通所创用于治疗白痦的薏苡竹叶散加减，另一方即是余自拟的"湿疹血热方"。二方相比，以气分湿热为主而不兼血热者，用薏苡竹叶散加减，如病人舌苔白腻或黄腻；气分湿热兼以伤血，出现血热者，病人之舌苔除有腻象外，其舌质红者，用自拟经验方——湿疹血热方。余以病因命名其方者，为了便于掌握和临床驾驭。对于病久难愈者，有时二方可合用之。

湿疹虽为小疾，但治疗上却有一定难度。在服药治疗期间，病人必须忌口以配合药物治疗，方能取得良效。

余体会，治疗湿疹的全过程，不能忽视健脾祛湿之治则，而健脾祛湿之药，诸如苍术、防风（少许用之）等品，多具风性，以风能散湿、风能祛湿、风能胜湿耳。

又，对于慢性顽固性湿疹，多有久病入络伤血之情，余常于方中加用凉血活血之品，包括赤芍在内。中医有句名言："治风先活血，血活风自灭"，我们在理解这句名言时，不应该把其中的"风"字局限于风邪，而应该将其"风"字扩展开来，此处的"风"字应包括诸多邪气在内，湿邪亦在其中，更确切地说，此处的"风"字，应将其理解为"邪"。《黄帝内经》中有言："风者，百病之长也"，"风者，百病之始也"，可见风字之含义所赅之广。

对于湿疹在急性初发阶段，湿疹患处皮肤时时向外渗出

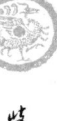

水者，余常于方中加入马齿苋 30 克，并配合外用马齿苋 100 克水煎液（用清洁的外用敷料纱布）蘸湿外敷患处，待湿疹不向外渗水时停用；湿疹之人，患处皮肤痒者，多为热象之征兆，必于方中加入清热之品，然不可过于苦寒，以防冰伏湿热之病机，《黄帝内经》有言："诸痛痒疮，皆属于心"（此处之"心"字，当理解为火或热），因此在所有治疗湿疹之药物中，万万不可妄用辛热之品。

岐黄之术自有传承

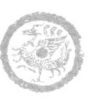

大医精诚 万世师表

皮肤人工划痕症

王某，女，30岁，家住北京朝阳区劲松中街。2014年8月2日初诊。

自诉全身皮肤时痒，但皮肤外观正常，无任何皮疹发生，用手搔痒后皮肤就会出现一道道手瘙痒时留下的划痕，色红，稍高出皮肤，过一段时间其划痕自行消退。病史已一年多，曾在几家医院按"人工划痕症"治疗，服用抗过敏药，但病情无明显改善，遂转治于中医药治疗。

余查询得知，该患因皮肤时痒而常常引起心烦起急，影响工作和生活，夜间睡眠也受到影响，甚为苦恼。既往于2013年7月曾做过剖腹产手术，术后不久就发生本病，否认他病史，月经周期正常，只是月经血色偏淡，月经经血偏稀。验其舌质淡嫩，尖有红点。脉沉弦细。

【病名诊断】 皮肤人工划痕症。

【中医辨证】 剖腹产后血虚而燥，血燥生风而痒。

【中医治则】 养血祛风止痒。

【中医处方用药】 当归饮子。

当归 15 克　　　川芎 6 克　　　赤芍 15 克　　　生地 15 克

生何首乌 12 克　白蒺藜 12 克　生黄芪 30 克　荆芥 6 克

防风 6 克　　　炙甘草 6 克

【煎服方法及注意事项】

四剂，水煎服，日服一剂，早晚分温服之。嘱其患者切

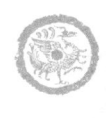

忌辛辣、油腻、水产品、果汁饮料，宜清淡饮食。

【治疗经过和疗效】

该患于 2014 年 8 月 5 日复诊，告知服上药 1 剂后全身皮肤瘙痒显著减轻，4 剂药服后皮肤痒感已完全消失，已如常人。余虑其血虚燥热之情恐难以一次全解，遂于原方中加牡丹皮 12 克，继投七剂，服法同前，以善其后。

该患于 2014 年 12 月 13 日因感冒后引发咳喘而前来门诊就医，得知其皮肤瘙痒和划痕无发。

【医话】

皮肤"人工划痕症"是极其普通的常见病，因皮肤瘙痒而用手搔抓，抓后痒解而皮肤搔抓处出现一道道红色划痕，高出皮肤，经过一段时间不经治疗可自行消退，倘若用手搔抓后又会起。现代医学对本病的治疗用药多与治疗皮肤型荨麻疹雷同，即抗过敏治疗，但有相当一部分人治疗效果不理想。

余平生临床所遇皮肤型荨麻疹患者，多以湿热为患者居多，故余喜用薏苡竹叶散加减治之而收效甚好。

湿热为患所致之荨麻疹，其皮肤丘疹多为大块风团状，或云团状，色红、丘疹高出皮肤明显，用手搔抓解痒后其皮肤疹块变大，皮疹发生多见于温差变化过大，或进餐汗出时。皮疹所发之处多在皮肤受压部分，如束腰带处、臀部等。舌苔多腻为其辨证论治的主要依据。

本例病人病发于剖腹产之后，虽以皮肤人工划痕症为主要表现，但其舌质淡嫩，月经颜色淡，月经经血偏稀而脉沉细，故断为血虚致燥，因燥生风而痒，遂借用治疗血燥生风之方——当归饮子（方见于《医宗金鉴》），治之而愈。可

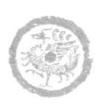

见，虽同为皮肤瘙痒，其病因有湿热与血燥生风之异，治疗时就选方各异。

顺便提及一下，早年余在大学读书时，曾在医刊上看到过用当归饮子治疗皮肤型荨麻疹的报道，余在临床上曾试用之，信而有证。

大抵体会如下：凡见皮肤型荨麻疹之患者，其疹型硕大色红，云团累累，舌苔腻者，属湿热者居多，常以薏苡竹叶散加减治之；若荨麻疹之疹型较小，如米粒大小者，多属血燥生风所致，方用当归饮子加减治之。

方中用生地而不用熟地者，生地凉血补血兼寓活血之功，而熟地虽亦补血而性偏温，不利于血燥生风之情。方中何首乌一定要用生者，生何首乌既能益血固精气，又能医疮而寓清热解毒之良能。方中重用生黄芪者，因方中一派养血补血之品，配用生黄芪一味，取当归补血汤之义使阳生阴长，气充而血生。

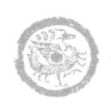

丹 毒

王某某，男，28岁，家住天津市河东区。2014年11月1日初诊。

自诉双小腿患丹毒已近3年，病始右小腿先发生丹毒，半年后左小腿也发生丹毒，至今反复发作无数次。每次发作都出现双小腿红、肿、热、痛，连穿裤和脱裤子时都会引发小腿痛，活动受限，行走艰难，并且双足趾间有湿疹多年，经常破溃，流水流血，自己感到丹毒每次发作可能都与足趾间湿疹流水流血有关。每次丹毒发作时接受西药抗生素治疗，病初效果尚好，但近半年来用抗生素治疗效果已不明显，经治医生告诉他可能是反复使用抗生素而产生耐药现象所致，无奈之下转诊于中医药治疗。

余查询得知，患者既往嗜食辛辣及鱼肉海鲜，饮酒，体检报告为中重度脂肪肝、高脂血症，血压为140/80毫米汞柱。视其双小腿皮肤自膝至足踝，约四分之三的皮肤呈现暗褐色，双小腿肿胀明显，在双足踝上7厘米左右处的双小腿皮肤各有一个明显的丹毒病灶，呈暗紫红色，用手抚之感到灼热。病人过于肥胖，小便黄，大便溏。

舌苔白厚腻，根部黄腻。脉沉濡细。

【**病名诊断**】丹毒。

【**中医辨证**】饮食不节，湿热下注，久而伤血。

【**中医治则**】清热解毒利湿，兼凉血活血。

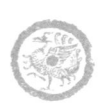

大
医
精
诚
万
世
师
表

【中医处方用药】加味苍柏散加味。

苍术 15 克	黄柏 15 克	白术 12 克	羌活 9 克
独活 9 克	生地 12 克	知母 9 克	当归 12 克
赤芍 15 克	川牛膝 12 克	木通 6 克	木防己 9 克
木瓜 9 克	炒槟榔 9 克	生甘草 6 克	(加)双花 30 克
连翘 9 克	公英 30 克	地丁 9 克	生川军 3 克
大青叶 12 克	生苡仁 30 克		

【煎服方法及注意事项】

五剂，水煎服，每剂分两次服，每日服一剂半，分早（早餐前 1 小时）、午（下午 3 点左右）、晚（临睡前）各温服一次。若早餐前服药出现明显腹泻时，就将服药时间推迟到上午 10 点左右服。忌烟酒、辛辣、油腻、滋补品及各种甜食饮料等，宜清淡饮食。

【治疗经过和疗效】

三天后患者已将五剂药服完，复诊时其双小腿红、肿、热、痛均已明显减轻，小腿皮肤热感已无。查其舌苔已薄腻，仍脉沉濡细。知其湿热有减，血中瘀热亦轻，遂于原方中去大青叶，继投 10 剂，煎服同前法。

患者再次复诊时，告之其足趾湿疹已愈，正在脱皮，双腿已能自由行走如常人，活动已不受限。余查其舌苔仍腻，脉沉濡细，知其热已大减而湿气尚存，遂于二诊方中去川军，加飞滑石末 30 克（布包），再投 15 剂，煎服同前法。

患者于 11 月 25 日复诊时，告之双腿丹毒已完全好了，双小腿皮肤颜色已恢复正常，足趾湿疹亦愈，转治其脂肪肝。

【医话】

丹毒属于感染性疾病，本可抗菌治疗而效，先锋霉素为

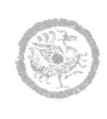

其首选。然而本例病人因为其双足趾间湿疹而反复引发其双小腿丹毒发作，屡用抗生素而产生耐药性，故而转诊于中医药治疗。

余临证中，喜用加味苍柏散加清热解毒之品，如双花、连翘、公英、地丁等来治疗下肢丹毒患者，每获良效，毫不亚于抗生素之疗效。

余曾在治疗痛风病例中讲过，余喜用加味苍柏散加凉血活血化瘀药，如桃仁、红花、连翘、制没药等治疗痛风，未有不效者。究其原因，发生于下肢之丹毒或痛风，均有皮肤病灶处表现红、肿、热、痛，其舌苔多腻之特点，从中医而论，均属于湿热下注所致，故借用治疗湿热脚气之加味苍柏散加味而效。

本例病人之湿热下注，显系素日嗜食鱼肉和酒等饮食不节所致，故在治疗时一定要叮嘱病人忌口，这是一个不可忽视的问题。以往反复用抗生素治疗而效果不理想，除了是患者对抗生素产生耐药性外，恐怕病人没有忌口也是其丹毒反复发作不可忽视的直接原因。为此，余强调医者，在治疗丹毒或痛风病人时，一定要强调病人忌口，方能取得好疗效。

本例病人虽为湿热下注之邪实而正不虚之人，但因其身体过于肥胖，湿气过盛而阻遏脉道，故其脉象虽沉濡细，实非血虚、阴虚之候。可以想象，肥胖之人，皮肤下脂肪层很厚，其脉哪有不沉不濡不细之理；更因湿邪阻遏脉道，故脉沉濡细。

本例病人在治疗方药中用的是生甘草，取生甘草具有清热泻火解毒、通经脉、利血气之良能。而不用炙甘草之原因，因当今之炙甘草均为蜜炙，其性温中补虚，与湿热之病情不宜，故弃而不用，改用生者。

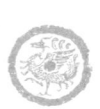

口腔黏膜扁平苔癣

张晓，女，52 岁，在北京大学工作。2003 年 12 月 14 日初诊。

患者自诉感觉口腔内两颊部不适已 2 年余，曾在北京口腔医院确诊为"口腔黏膜扁平苔癣"，接受激素治疗已 1 年余，但无明显改善，又恐长期服用激素会有副作用，遂转诊于中医。

余查询得知，患者大便不调，时干结便难、时稀便不成形，2～3 次／日，工作压力大，嗜食果仁和巧克力、果汁、牛羊肉偏多，伴见晨起口苦、心烦、失眠、头痛、有口臭，验其口腔黏膜于两颊中后部各有约 0.8 厘米 × 0.5 厘米左右的灰白色改变，无红肿，无疼痛，无溃疡。

舌苔白、根腻，舌尖红。脉弦滑略数。

【病名诊断】口腔黏膜扁平苔癣。

【中医辨证】饮食不节兼情志不舒，导致脾湿胃热，兼有心肝郁火。

【中医治则】清胃热，理脾湿，兼清心肝郁火。

【中医处方用药】清胃理脾汤加味。

苍术 15 克	厚朴 12 克	陈皮 9 克	黄连 6 克
黄芩 9 克	生甘草 6 克	（加）生栀子 6 克	豆豉 9 克
白术 12 克	枳壳 12 克		

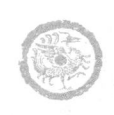

【煎服方法及注意事项】

七剂，水煎服，每日服 1 剂，早晚分温服之。嘱其心情舒畅，清淡饮食，忌油腻、甜食、辛辣、干果类及一切滋补品。

【治疗经过和疗效】

患者经服上方加减，累计共服 38 剂药，并遵医嘱严格忌口，其口腔黏膜已恢复正常，大便正常，口苦心烦均消失，头痛及失眠也随之而愈，已无任何不适，遂停药。

【医话】

到目前为止，现代医学对口腔黏膜扁平苔癣一病在治疗上尚无理想的药物可选用，常常暂以激素治疗也是出于无奈之举。该病若任其发展，其中部分病人有导致口腔黏膜癌的可能。因此本病在临床表现上虽不像口腔黏膜溃疡那样疼痛和红肿破溃，然医患双方都应对本病给予足够的重视，万不可拖延病情，一定要早发现早治疗。

本病在治疗上，中医药有其长处，余临床选用清胃理脾汤加味治疗，收到了满意的疗效，但在治疗用药的时间上要比治口腔溃疡所需时间要长，守法守方坚持用药，不可速求。

个人体会，余临床还常用本方合导赤散相合用于治疗口腔溃疡，中医称之"口糜"，效果很好，无论是新得的还是常年反复发作的复发性口腔溃疡，均可获效。

对于口腔溃疡和口腔黏膜扁平苔癣的治疗，余之所以选用清胃理脾汤，是因为这二种病人之舌苔多腻而舌尖红，脉滑数者居多，从中医视角来认识，多为脾湿胃热所致。究其原因，又多是饮食不节，故投以清胃理脾汤加味而获效。

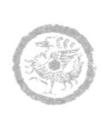
　　清胃理脾汤由苍术、厚朴、陈皮、黄连、黄芩、甘草组成，方中芩连清其胃热，苍术、厚朴、陈皮，取平胃散之意除其脾湿。该方在使用时，若见病人大便干结者，可酌加川军。

　　本例病人方中甘草选用生者，意在取其清热泻火解毒，通经脉而利血气。弃炙甘草不用，避其温中补虚而助湿增热之弊；方中加入白术和枳壳，取枳术丸之意，健脾行气以除脾湿；配用栀子和豆豉，乃因病人心烦失眠，情志不舒，而取其清解心肝之郁热耳。

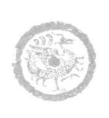

面赤证（环状红斑）

　　张某，女，6 岁，家住大庆油田，1985 年 6 月 30 日父母带其来北京中医药大学国医堂门诊就医。

　　其父母代诉：患儿低热不退且下午体温上升，伴见整个面部皮肤红赤，奔走于上海和广州等地各大医院求治约半年之久，各种检查均无明显异常发现，所得结论不一：一、急性发热性嗜酸性白细胞增多症，二、远心性环状红斑。医院所开药物为口服维生素片剂，再无其他药物，病情不见好转，无望而归，路过北京，住宿于前门大栅栏远大招待所，经余之友人招待所所长李聪霖介绍来余门诊就医（李所长之女患"大头瘟"，经余治愈）。

　　余观其患儿满脸通红，整个面部皮肤，左右至两耳间，上至头额，下至于颏，皮肤红如红灯笼，不仅如此，在满脸皮肤通红的基础上，还有散在的深红色环状红圈，红圈直径约 1.5～2 厘米左右。细询之，患儿体温在 37.5℃～38℃之间波动，每于下午体温还有轻微上升。大便二三日一行，便干难解，成球状，小便黄赤，时有鼻衄已一年余。

　　查其舌苔黄，舌尖赤，脉滑数。

　　【病名诊断】面赤证。

　　【中医辨证】阳明经腑郁热上泛于面。

　　【中医治则】先轻下阳明腑中积热，后清解阳明经中郁热。

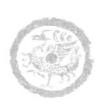

【中医处方用药】先服调胃承气汤加味，后服李东垣之升阳散火汤加味。

调胃承气汤：

芒硝 4 克（分冲化服）　　酒军 3 克　　炙甘草 3 克　　大青叶 9 克

升阳散火汤加味：

柴胡 10 克　　　　葛根 10 克　　升麻 3 克　　防风 3 克

赤芍 12 克　　　　党参 6 克　　生甘草 6 克　　蝉衣 10 克

薄荷 6 克

【煎服方法及注意事项】

调胃承气汤二剂，水煎服，日一剂，每剂分 4 次服，上下午各两次服。嘱其饮食清淡，忌饮料、各种零食及难消化食物。

升阳散火汤加味六剂，水煎服，日服一剂半，分早（餐前 1 小时）、午（下午 3 点）、晚（临睡前）3 次服，医嘱同上。

【治疗经过和疗效】

服完调胃承气汤后，7 月 4 日复诊，患儿面赤有微减，但患儿父母告之患儿体温已正常了，大便已通畅。继投原方加葛根 6 克，三剂。

7 月 8 日三诊时，患儿面赤消失，只觉面部有热灼感，面部仍见环形红斑。余查患儿舌苔黄已退，尖尚赤，脉仍滑数，知阳明腑中积热已除，遂改投李东垣之升阳散火汤加减 6 剂，日服 1 剂半，分三次服，以清阳明经中郁热。

四天后四诊时，余一眼望去，患儿不仅面赤完全消失，并且面部的环状红斑之红色亦明显减轻变浅。查其舌苔白，舌尖赤有点，脉仍滑数，知阳明经中郁热日久已深，遂于原

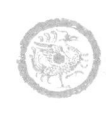

方中加紫草 10 克，连翘 10 克，增强清热通络、凉血解毒之功。连服 6 剂，日一剂，分二次服。

一周后五诊时观患儿面色已如常人，其父母送锦旗一面以表谢意，辞行回乡。

十余年后患儿已长大，因面部发生黄褐斑前来余之门诊就医，知其面赤病无发。

【医话】

古人有"燎面证"一病，其证情特点是病人自觉面部灼热如火烧，面色或赤，或面色正常。而面色红赤一证最早见于医圣仲景之《伤寒论》中第 48 条，该条中论述了邪热郁闭在阳明经脉之中，熏蒸于上所致"面色缘缘正赤"。

本例患儿面赤证即属于阳明经腑邪热所致为病，故先以调胃承气汤轻下阳明腑中积热而使发烧止、大便通，继以升阳散火汤清透清散阳明经中郁热而使面赤及环状红斑消失。其治法乃遵仲景在 48 条原方中所言"面色缘缘正赤者，……当解之、熏之"而来。师仲景之法，取东垣之方而获效。

本例患儿发烧，呈现每于下午体温升高的特点，这常常令人想到的是阴虚发热所为，殊不知湿热为患或阳明里热之证也常常是下午发热，即《伤寒论》中"日晡所发潮热"之谓。此种发热若误以为阴虚而妄加滋补，势必后患无穷而病反加重。判断属于何种原因的下午体温升高，又当以舌脉为主要依据。

阳明经脉中有郁热可致面赤缘缘，其中道理在于和胃足阳明之经脉循行直接相关。胃足阳明经脉"起于鼻之交额中，旁纳太阳之脉，下循鼻外，入上齿中，还出挟口，环

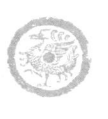

唇，下交承浆，却循颐后下廉，出大迎，循颊车，过耳前，循发际，至额颅"（见《灵枢·经脉篇》），可知阳明胃经循环布敷于整个面部，因此在生理上，阳明经脉中气血之盛衰主宰着人面部皮肤的枯荣，所以当女人"五七阳明脉衰，面始憔，发始堕"，而在病理上就会在阳明经脉之中郁热不解时表现出面色红赤或面赤缘缘之象。

阳明腑中积热下之可解，阳明经脉中之郁热乃无形邪热，只能遵仲景之"当解之、熏之"之法，而行清透清散阳明经中邪热之治，汗下之行均非所宜。

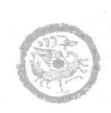

结节性红斑

刘某，女，35 岁，辽宁省盘锦市人。2014 年 6 月 7 日初诊。

自诉双下肢皮肤上出现红色斑块，按之疼痛而有硬结。追述既往于 2013 年 12 月份在沈阳陆军总院确诊为"结节性红斑"，当时体检发现血沉为 35（正常值高限为 20）、宫颈轻度糜烂、胆囊有一个小息肉。2014 年 12 月来第二次发作，每次红斑发生的位置不固定。2014 年 4 月 5 日因会餐时吃螃蟹，喝了两瓶啤酒后疾病再次复发，且结节性红斑较以前有所增多，至今已两个月左右。

余查询得知患者素日经常出现咽喉肿痛和上牙龈肿痛，目前患者双下肢散在多发结节性红斑，病灶处红、肿、热、按之痛，其结节大小不等，约在 1～2 厘米左右，患者自觉口气重、舌苔厚，经常刷舌苔。

今验其舌苔黄腻，脉弦滑。

【病名诊断】结节性红斑。

【中医辨证】湿热下注，久而入络成瘀。

【中医治则】清热祛湿，兼凉血活血化瘀。

【中医处方用药】加味苍柏散加味。

苍术 15 克	黄柏 15 克	白术 12 克	羌活 9 克
独活 9 克	生地 12 克	知母 9 克	当归 12 克
赤芍 15 克	川牛膝 12 克	木通 6 克	木防己 9 克

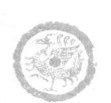

木瓜 9克　　　炒槟榔 9克　　　生甘草 6克　　（加）桃仁 9克

红花 9克　　　制没药 6克　　　连翘 12克　　　生苡仁 30克

大青叶 15克

【煎服方法及注意事项】

七剂，水煎服，日服一剂，早晚分温各服一次。忌酒及水产品、辛辣食品和调料、油腻、滋补品、各种甜食饮料。嘱其饮食清淡。

【治疗经过和疗效】

患者将七剂药服完后复诊告诉余，其下肢红斑和结节全部消退，疼痛亦全消失。

余查其舌苔虽仍黄腻，但已有减轻，因湿热为患，重着难除，遂继投原方十剂，煎服同前法，巩固疗效，以善其后。

【医话】

加味苍柏散一方，见于《医宗金鉴》杂病篇，原用以治下焦湿热脚气而设。余临床数十年中，喜用此方治疗下肢湿热为患之病证，可谓广其用也。举凡痛风、丹毒、结节性红斑、湿热脚气，或以膝和踝关节红肿热痛为主要表现的类风湿和骨关节炎、关节积液，只要见其舌白腻或黄腻者，加减用之每获良效。

由此可见，中医治病在辨证论治中重在抓病机，次而抓主症的关系，只要病机相同，其表现症状虽然各异，皆可"异病同治"。异在症状上，同在病机和治疗方药上，这亦是中医临床的一大特点。

本例病人在使用加味苍柏散时加入桃仁、红花、制没药、连翘、生苡仁者，意在增加该方之凉血活血、清热祛湿之功；加大青叶者，意在取其解热毒而消斑，选用生甘草、而舍去炙甘草不用，乃因生甘草能清热解毒，通经脉而利血气，避炙甘草之温中补虚敛邪之弊。

湿热合邪为患，如油入面，难解难分，当遵叶天士之训，以化湿治湿为先，湿去则热孤也。在治疗湿邪为病时必以上焦湿邪芳香化之，中焦湿邪苦温燥之，下焦湿邪淡渗利之。然而上、中、下三焦之湿又常常不能截然分开，上焦湿邪可影响中下焦，中焦湿邪可累及上下二焦，所以治湿之道必要圆机活法，灵活驾驭。

湿热合邪之证，治湿为先为要，清热次之，倘若过于强调清热而妄用苦寒之品，常可致冰伏病机，湿遏热伏，病深不解，这是在临证之中一定要注意的。

又，中医认为风能胜湿，风能散湿，风能化湿，治湿之药大都具有"风"性，诸如藿香、羌活、防风、厚朴、苍术、陈皮、白芷等，李东垣老先生在《脾胃论》中提到"治脾胃非防风不除"，其意可见。细看加味苍柏散中，聚苍术、白术、羌活、槟榔、独活诸"风药"以健脾醒脾以运化其湿，治其湿热脚气，我们应当深悟其意。

湿热之邪，就今日临床角度分析，大多常因病人饮食不节，嗜食肥甘而形成，久之湿热内蕴而下注，病久入深，久病入络，又常伤及于血而成瘀，所以在治疗久病之湿热之证时，常要加入活血化瘀之血分药，包括痛风、丹毒、类风湿、红斑狼疮、肝炎病后期、尿毒症等，均需在方药中加入活血化瘀之品。

又，活血化瘀之品也有寒温之分，如当归、川芎、桂枝等属于温性活血化瘀之品，适用于血分寒瘀之证；而桃仁、

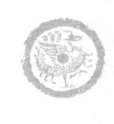

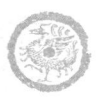

红花、丹参、丹皮、生地、犀角、大黄、赤芍则属于凉血化瘀之品，适用于血中瘀热之情，在临证中必须做到心中了然。

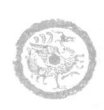

面斑（黑色素斑）

陈某某，女，44 岁，汉族，河南三门峡市人。2014 年 2 月 15 日初诊。患者自诉面部及脖子的皮肤出现黑色斑点约 1 年左右，日渐增多，密密麻麻的，精神压抑，十分苦恼。

余观之，该患整个面部和整个颈部（前、后、左、右）皮肤干糙，无光泽而晦暗，肌肤甲错；面及颈部可见黑色素斑点，颈部尤为致密，小如针尖，大如小米粒；双眼有"黑眼圈"（非化妆所为）。仔细查询，得知该患曾在三门峡市中心医院被告之为"皮肤代谢异常"所致（此是患者口述用语）。既往于 2006 年至 2007 年间，又患有精神抑郁症一年。2002 年因胆囊有泥砂样结石而接受胆囊切除手术。患 2 型糖尿病已 4 年，服二甲双胍等药控制血糖。伴有中重度脂肪肝、2014 年 2 月 10 日在当地体检：ALT59（正常值高限为 40）、GGT67（正常值高限为 45）、TG4.36（正常值高限为 1.7），餐前血糖 8.45（正常值高限为 6.1）、尿结晶 314（正常值高限为 10）。

目前患者近三个月以来月经期后衍，月经量少，月经色暗黑，有血块，经前期乳房胀而刺痛，经行腹痛，经血块下痛减。素日心烦燥热，大便干结，小便黄，头发脱落而稀，发丝细而干枯不泽。

余察其舌，苔白厚罩黄，舌质紫暗。脉沉弦细。

【病名诊断】面斑（黑色素斑）。

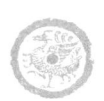

【中医辨证】肝郁日久而致血瘀发斑。

【中医治则】舒肝气，化瘀血。

【中医处方用药】逍遥散加味。

当归 15 克　赤芍 15 克　　北柴胡 12 克　　茯苓 30 克

白术 12 克　生姜 6 克（切片）　薄荷 6 克（后下）　炙甘草 6 克

桃仁 10 克　红花 10 克　　丹参 15 克　　生川军 10 克

土元 10 克　虻虫 6 克

【煎服方法及注意事项】

十剂，水煎服，日服一剂半，分早（餐前一小时）、午（下午 3 点左右）、晚（临睡前）三次服。嘱其心情舒畅，忌辛辣、油腻、各种滋补营养品。

【治疗经过和疗效】

2014 年 2 月 22 日二诊：患者告之服药后"全身觉轻松多了"，大便干及心烦燥热等症已消失，但面及颈部黑色素斑无改善。余验其舌苔虽白，但已不厚，罩黄苔已无，但舌质仍暗紫，脉象同前，遂继投原方加川芎 6 克，生水蛭 9 克，生地 12 克，以增其养血活血之力；生大黄用量减为 6 克，北柴胡改用南柴胡，因其郁热已减。因病人家远就医不便，乃带药 20 剂。

2014 年 3 月 14 日第三次就诊时，一眼望去，患者面色晦暗近无，其黑色素斑颜色已明显变浅，验其舌苔仍白而舌质仍暗紫，脉仍沉弦细，知瘀血日久难以速消，照二诊原方生川军用量减至 3 克，再投 20 剂。

2014 年 4 月 12 日四诊时，患者面及颈部黑色素斑已不明显，皮肤已有光泽，双眼"黑眼圈"和皮肤甲错均已消失，更可喜者，其餐前血糖已由 8.45 降至 6.45。余再以大

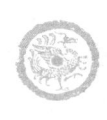

黄䗪虫丸和逍遥丸二药交替服用，调后停药。

四个月后，国庆该患携家人来京游玩，顺便诊治咽痛，得知面颈部黑色素斑再无发。

【医话】

面斑一症，病因不一，名称各异，有妊娠斑、老年斑、肝斑（肝病所致）、黄褐斑等等。本例面斑辨证为瘀血所致，其依据如下：一，病人经前乳胀刺痛、经行腹痛、月经量少而色黑有块，经行块下痛减，此经血不畅而有瘀滞之兆；二，病人舌质紫暗而脉沉弦细；三，双眼有"黑眼圈"，面及颈部皮肤甲错，此正是《金匮要略·血痹虚劳病脉证并治》中所言"内有干血，肌肤甲错，两目黯黑，缓中补虚，大黄䗪虫丸主之"之证；四，病人头发干枯不泽而稀疏脱落，此乃瘀血而致发失所养之故，须知"发为血之余"。

本例病人面颈部黑色素斑，远较一般女士肝郁气滞所致之面部黄褐斑为重，故以逍遥散加大黄䗪虫丸为主药成分，方能治之而愈。

另，本例病人尚伴有Ⅱ型糖尿病，素日服降糖药而血糖控制不甚理想，餐前血糖仍在 8.45 左右。然而自病人服用逍遥散与大黄䗪虫丸合方治疗黑色素面斑之后，其餐前血糖降至 6.45 左右，说明活血化瘀之法对于糖尿病的治疗还是大有裨益的。

大黄一药，医者皆知其具有泄下阳明腑实而通大便之功，却常常忽视了大黄本是一味清解血中瘀热、凉血活血化瘀之良药。《神农本草经》言大黄"主下瘀、血痹寒热，破癥坚积聚，留饮宿食，荡涤肠胃，推陈致新，通利水谷，调中化食，安和五脏"，可见，去血分之瘀乃是大黄之首功。

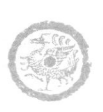

医圣仲景之桃核承气汤、抵当汤、大黄䗪虫丸、鳖甲煎丸、下瘀血汤等诸活血化瘀方中，无一不配伍大黄，这是需要今之医者必须认知的。

大黄一药，概而言之，其功用有五：一，凉血活血化瘀，常和水蛭、虻虫、桃仁之属相伍，其用量不宜过大，常在 3～9 克之间；二，泻下阳明腑实，通大便，常与芒硝、厚朴、枳实之类相配伍，且要后下大黄；三，荡涤水饮，则配伍甘遂、芒硝、葶苈子等；四，通利小便，常配伍木通、车前子、滑石、萹蓄、瞿麦之流；五，清热泻火解毒，常配伍黄芩、黄连、栀子等。可见，大黄之用，随其所治之证不同，配伍之药迥异。

又，生大黄其性慓悍，熟大黄其性较缓。酒大黄之性介于二者之间，而大黄炭更有凉血止血之功。温病大家叶天士在其临证中常常喜用大黄一药，对于"诸药不得动者，每与少许大黄而动之"之宝贵经验，值得借鉴，叶先生诚可谓是巧用大黄之高手。

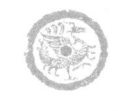

岐黄之术自有传承

无名肿毒

商某某，男，7岁半，山东菏泽市人。2015年1月10日初诊。

其父代述病情如下：2014年11月12日无意中发现孩子右耳上方头部有一肿块，遂去菏泽市立医院看病，该院当时给孩子做了脑CT检查，发现病孩的右耳上方颞叶处的颅骨出现缺损1.3厘米，右耳上方肿物高出皮肤1.5厘米，呈漫肿形，表面不光滑，肿物大小在4厘米×4厘米左右，该院医生告之该肿块属"浸润性嗜酸性细胞肉芽肿"可能性较大，建议手术，并向病孩家长交代其疾病的性质和手术的有关事宜。病孩家长因恐于手术，并对孩子头上所长肿物的诊断存有疑虑，于是在第二天匆匆赶赴北京解放军总医院"301"就诊，经检查，初步诊断与菏泽市立医院相同——"浸润性嗜酸性细胞肉芽肿"，建议手术。病孩家人仍恐于手术，于是来余之门诊想用中药治疗。

余仔细查询，得知患儿素日嗜食鱼肉、膨化食品、甜食及各种饮料，患儿右耳上方肿物触之有痛感，局部皮肤温度略高，病孩颜面潮红，面容有些臃肿。

舌苔白腻，舌尖有红点。脉滑数。

【病名诊断】无名肿毒。

【中医辨证】饮食不节，湿热内盛，上泛于头，久而湿热瘀结成无名肿毒。

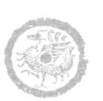

【中医治则】清其热，解其毒，祛其湿，散其瘀。

【中医处方用药】普济消毒饮合升降散加减。

黄芩 9 克	川黄连 6 克	大力子 9 克	玄参 15 克
生甘草 6 克	桔梗 9 克	板蓝根 15 克	升麻 9 克
柴胡 9 克	马勃 6 克（布包）	连翘 9 克	陈皮 6 克
薄荷 6 克（后下）	白僵蚕 9 克	生川军 6 克	片姜黄 9 克
蝉衣 9 克	鱼腥草 30 克	山豆根 30 克	双花 30 克
公英 20 克	生苡仁 30 克		

【煎服方法及注意事项】

七副，水煎服，日一剂，早（餐前一小时）、晚（临睡前）分温服之。嘱其以素食为主，忌鱼肉海鲜、辛辣、油腻，忌滋补、甜食、水果和各种饮料，勿剧烈运动，防止外伤。

【治疗经过和疗效】

患儿家长于 2015 年 1 月 17 日携其子来京复诊，因家长对患儿病情心急如焚，所以在服七剂药后就做了脑核磁复查，核磁片显示其颅骨缺损已由治疗前的 1.3 厘米缩小至 0.3 厘米。余查之，观其右耳上方肿物已明显消减，并知核磁片证实其患儿颅骨缺损已修复了很多，所以余对患儿的治疗信心有加，以上方去生苡仁，加芦根 30 克，继投七剂。

2015 年 1 月 27 日，患儿再次复诊时，其家长带来第二次治疗后的复查脑核磁片，片中显示其右侧颞叶部的颅骨叶有一针孔大小缺损，接近全部修复，右耳上方肿物已不明显，患儿面色已不见潮红，其头面在治疗前的虚浮臃肿已完全消失，余看在眼里喜在心里。

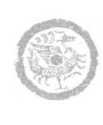

岐黄之术自有传承

当时正值河北省中医局选派来京随余学习的中医优才生秦皇岛中医院脑科主任张某某、衡水市中医院曹某某、廊坊广阳区医院石某某三位同志共同耳闻目睹了这个病例的治疗全过程。余观患儿右耳上方肿物已不明显，局部疼痛已完全消失，效不更方，继投第三次复诊方治疗两周。

患儿服完药后于 2015 年 2 月 13 日来复诊，发现原来在右耳上方的肿物完全消失，但在右头额角处又出现一个新肿块，大小如拇指甲，高出皮肤半厘米左右，按之痛，患儿的父亲十分担心。余查验其舌脉，仍显湿热之象，决定仍以原方法继续治疗一周。2 月 20 日患儿来复诊时，新的肿块已完全消退，局部疼痛也消失，自此以后，按原方法继续治疗，不敢停药，恐病有复发，坚持服药，每日 1 剂。

直至 4 月 18 日患儿来诊时，见患儿语言流利、精神爽朗，家长及患儿都感觉一切正常。余考虑本病的特点有复发性、浸润性，故仍不敢停药，继投原方药治之。

直至 5 月 5 日再来门诊时，余查其舌苔腻已无，仍带药七副，改为隔日一副。

直至 2015 年 8 月 15 日，患儿做脑核磁复查，完全正常，遂停药治疗。

【医话】

该患儿所得右耳上方肿物，从现代医学角度认识，临床初步诊断为"浸润性嗜酸性细胞肉芽肿"（最终诊断必须要做肿物的病理切片方能确定）。仅从"浸润性嗜酸性细胞肉芽肿"而论，现代医学把它视为癌变的前期，并且认为只能手术切除，药物治疗无济于事。从其肿物将临近的颅骨侵蚀掉 1.3 厘米，可见将其称为"毒瘤"也不为过。余从中医角

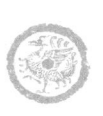
度而言，称其为"无名肿毒"，自认为是恰如其分的。

这样一个"无名肿毒"，服中药 7 剂后，其颅骨缺损修复及肿物消减过半，14 剂药后颅骨近乎全部修复，21 剂药后颅侵蚀的颅骨缺损已全部修复，其肿物也消退。但因本病的特点是具有复发性，所以在原发灶肿物被药物治疗消失后，又在附近额头右角处发出一个小的新病灶肿物，经按原法治疗也很快消失，这一过程充分说明了"浸润性嗜酸性细胞肉芽肿"的难治性、复发性、"毒性"，也同时体现了中医药的"神奇"，"肉芽肿"是可以用中药治愈的。

关于"浸润性嗜酸性细胞肉芽肿"一病，中医历史上无记载，我们现代的中医临床医生应该本着中医的理念来认识和治疗。在治疗过程中不要受西医的"只能手术切除，药物治疗无济于事"的束缚，本着"观其脉证，知犯何逆，随证治之"——这一医圣仲景创立的治疗一切疾病的总原则来指导临床治疗全过程。

我曾经在治疗本病例之前，用中药治愈过一例被误认为是胃癌的袁姓中年病人（见胃脘痛案），经过胃大部分手术切除后，病理报告为"浸润性嗜酸性细胞肉芽肿"，术后半年左右又在手术残存的三分之一胃中发现新的肉芽肿。余本着中医传统的辨证论治方法，据其舌淡嫩，脉弦无力，面色无华，语声轻微，体弱乏力，食少便溏等诊断为脾胃虚寒，投以人参健脾丸（改为汤剂），并加入良附丸（改为汤剂）加减治之 8 个多月，经过二次胃镜检查，确认其胃黏膜完全正常，病人康复。

本例患儿头部的肿物与袁姓中年男病人胃中的肿物，在现代医学理念中都同属于"浸润性嗜酸性细胞肉芽肿"，并

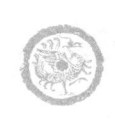

认为只能采用手术切除的方法治疗，药物无济于事。

但从中医角度看，本例患者长在头部的肿物属于湿热蕴久，上泛于头，瘀而成毒；而袁姓中年男士之胃中肿物却属虚寒之患。二者治疗大不相同。可见，在中医看来，西医的某种病得在不同人身上，其治疗未必雷同，这就是中医的特点。

现代医学近十余年已提出"个体化治疗"的观念，这在某种程度上也反映了中医的"辨证论治"的特点。

从余所经治的上述两例病人而论，是否西医的"浸润性嗜酸性细胞肉芽肿"就仅此湿热蕴毒和虚寒两型呢，余不敢断言，但到目前为止，余从中医的理念认为，至少存在上述两型。

余在很多讲学中，主张现代的中医要坚守三点：一，古为今用：即精研中医经典著作，又博采古今中外他人之长，灵活地运用于医疗实践中，勤于临床，勤于思考，特别是对于叶天士的《外感温热论》及其学生所记述的《临证指南医案》、王孟英的《湿热经纬》、吴鞠通《温病条辨》、薛生白的《湿热病篇》、李东垣的《脾胃论》，以及清代吴谦等人所编《医宗金鉴》，均值得今之中医好好学习的；二，洋为中用：即作为现代的中医，要理性地对待现代医学，积极地广泛地吸取西医各种检查手段来帮助我们认识疾病，早发现，早治疗，这里包括核磁检查、CT 检查、B 超检查、全血生化、心电图、各种造影术等，全为中医所用；有时这些检查还能帮助我们判断其疾病是否完全治愈，诸如肿瘤、子宫肌瘤、结节性肝硬化等病的治疗，在临床症状消失后，病人已无所苦，但必须要借助于上述西医的有关检查，证实后

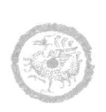

方能认为是完全治愈，否则单凭舌脉来判断病已完全治愈是没有说服力的，也是不科学的。三，活学活用：活学是为了活用，活用是最关键的。这一点，做到了比较难，要经过一段临床实践方能有所体会。"活用"大体可概括为，对前人方子的随证加减，两个或两个以上方剂的合方之用（根据具体病情，两个方剂各自用量进行相应调整、配伍）。比如对一个气血两虚之人，选用四君子和四物汤合方治之，临床实践中就可以根据病人气与血的虚亏之轻重不同，而分别组成四君四物各半汤（气血虚亏相似）、四君二四物一汤（气虚重于血虚）、四君一四物二汤（血虚重于气虚）……这样的合方之变化，就将我们临床常用的八珍汤使用"活"了。以此类推，所有方剂都可使用"活"了。

中医自古以来有句名言——"师其法而不泥其方"。治病之方有数，而治病之法无度，要在将有数之方药灵活变通应用起来，应治千变万化之各种疾病。

又，在中医临床中，凡病位相同而病机又相似的各种病证，大抵可以采用同一治法和方药，随症加减治之而获效，即一方可治多病，又可谓是异病同治，这也是一个方子的活用。

附：该"无名肿毒"患儿在症状消失后，余没有立刻停药，而是坚持治疗了将近3个月，其原因就因为"浸润性嗜酸性细胞肉芽肿"这种病，迥非一般的普通病，它具有癌变的可能，更有复发的可能。余在巩固治疗过程中，始终观察患儿的舌象，其腻苔逐渐消退，直到查其舌腻苔已消失，证明其体内湿邪已完全消除，余才敢停药。又，在这期间，患儿双手掌上共有7个"寻常疣"，余在方药中加入穿山甲、

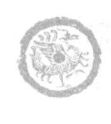

皂刺二药治疗两周后，其疣全部消退无痕。

又，患儿病愈后，其父到 301 医院做核磁后，发现该病竟能用中药治愈，该院医生惊讶地说："这简直是天方夜谭！"余认为这是对中医最好的肯定。

岐黄之术自有传承

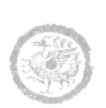

急性细菌性痢疾

赵某某，女，16岁，黑龙江省龙江县人，余之友人之女。

该患于 1977 年 7 月 14 日因高热、腹痛、便脓血而被当地县医院以"急性细菌性痢疾"收治住院。经用西医药治疗，静脉点滴、口服抗生素等治疗三天，其高热不退，腹痛腹泻不止，并且大便排泄之物由病初之脓血夹杂转变为纯血便。其经治医师在西药治疗无果的情况下请余会诊，看看中医药有何办法。

余查阅病历并询问病人，得知病人体温在 39.8℃～40℃之间波动，腹痛阵作，有明显的里急后重之坠痛感，大便排泄之物为纯鲜红血便，无粪便和脓液，血量不太大，但大便次数频频。病人口渴引饮，高烧不退已三天，家长和病人恐惧万分。

验其舌苔黄腻，舌质红绛。脉弦滑数有力。

【病名诊断】急性细菌性痢疾。

【中医辨证】湿热壅滞于肠之血痢。

【中医治则】清肠中湿热之毒，兼以清肠凉血止血。

【中医处方用药】白头翁汤加味。

白头翁 30 克	川黄连 9 克	黄柏 9 克	秦皮 9 克
（加）炒槐花 15 克	侧柏叶 12 克	生苡仁 30 克	败酱草 30 克

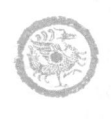

【煎服方法及注意事项】

三剂，水煎服，每剂分两次服。病人因病情急而重，故嘱其每两小时服一次药，观察治疗。严格忌食辛辣、油腻、滋补品，口渴时喝白开水，宜清淡易消化之饮食。

【治疗经过和疗效】

余早年大学毕业，"6.26"政策把余分配到黑龙江省龙江县工作，余当时被邀会诊时正值余在西医内科病房值夜班，因病人病情急而重，遂于会诊后余急煎上方中药令病人每两小时服一次。在夜半时余特意巡视该病人情况，见其安稳入睡正酣，没有打扰她，询问其同病房的病友，得知该患已服药两次后睡着了。余回医生值班室休息，不料在翌晨早六点半左右，夜间值班护士神情慌乱地跑来，告之余所治的患痢疾的女孩不见了，不知去哪里了，护士急得直哭。余再去查问同病房病友，都说后半夜都睡觉了，该患啥时离开的不知道。余与值班护士心急如焚，病人丢了，早8点还要交接班呢，如何是好……。到了早八点开始交接班时，余正在一筹莫展，突然见该患儿之父急匆匆地撞进办公室，气喘吁吁，上气不接下气地告诉余，他的女儿服药三次后，烧退了，腹痛也消失了，便血也止了，就自己跑回家去了，故特来告之，并办理出院手续。余当时的心情又气又喜，气的是病人偷偷溜回家，让医护心急如焚；喜的是服中药不到两剂而其病痊愈，令余在本病的治疗上体会至深。为巩固疗效，防止复发，余嘱其父让女儿再服三剂药以善其后。

【医话】

白头翁汤系中医界世人皆知之名方，乃医圣张仲景为治厥阴热利所创（见《伤寒论》厥阴病篇）。余临证以来，凡

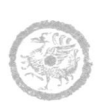

遇急性菌痢，症见高热、腹痛伴里急后重、腹泻便脓血、舌苔白腻或黄腻，属湿热为患者，盖投以此方加减治之而获效甚捷。

本病人大便所利为纯血，应属中医的血痢范畴，为湿热壅滞于肠所致，故于方中加入凉血之槐花和侧柏叶；更配伍生苡仁和败酱草者，取薏苡附子败酱散（治肠痈之方，医圣仲景所创）之意，增强其凉血止血之功；而弃其方中附子者，乃因肠中湿热盛极，故去之。

本方治急性菌痢，具有退烧快、腹痛及脓血便消失亦快的特点，其疗效常常超过西药治疗，因而在余西医内科病房工作的七年之中，受余用上方治菌痢之影响，同科西医同道在收治急性菌痢时，经常首选上方治之，乐此不疲，经常赞叹白头翁汤实是不可多得之良方。

余在早年曾单独使用白头翁汤治疗一位翟姓男性中学教师之急性菌痢，服白头翁汤后翟姓老师告之余，不但他的痢疾好了，而且他原头顶部有一个鹅蛋大小的多年久治不愈的湿疮也随之而愈，喜出望外。

余反复思之，头部巅顶处为厥阴经与督脉所会之处，此处之湿疮久治不愈，服白头翁汤治痢而愈，足以说明其巅顶之湿疮与厥阴肝经湿热有关，所以治厥阴热利之白头翁汤，亦能治愈厥阴经湿热上泛于巅的湿疮。其疮之所以久治不愈者，究其原因大抵均未能从厥阴湿热入手治疗，忘记了中医的经络辨证之故。

又，仲景之薏苡附子败酱散，其消肿排脓之良功，原为治肠痈所设，余在临证中不仅用其治疗肠中湿热之肠炎、痢疾等病，尚用其配伍在其他主方中治疗肝脓疡、胆囊炎、胰

腺炎、阑尾炎、结肠炎、妇科之盆腔炎和附件炎、宫颈炎和宫颈糜烂等病，见其舌苔腻而证属于湿热为患者，均取得很好的疗效。附述于此，供医界同仁参考指正。

岐黄之术自有传承

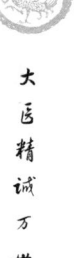

高热不退合并全身瘫痪

郝某某，男，32 岁，吉林省四平市人，来京旅游，暂住北京亲戚家中。2004 年 6 月 26 日下午 3 点左右患者来门诊就医。

当时北京气温在摄氏 34℃～35℃ 之间，湿度也大，正值"桑拿天"，患者由其爱人协同四位男士亲戚将其抬到诊室的靠背椅上，因其全身瘫痪，坐立不住，所以靠背椅两边各站立一人依扶着患者，以防其摔倒。

其家人代诉发病过程如下：前数天感冒发烧，在协和医院检查，体温为 38.7℃，血常规白细胞为 1.3 万，接受静脉点滴先锋霉素等治疗，体温降至 38.2℃ 左右，停药后半天左右，体温复升至 38.7℃～38.9℃，昨日点滴后回家，自己又加服"双黄连口服液"，仍觉发热不退，汗出不止，至夜间两点左右，患者索性赤身睡在水泥地上，仅铺一层竹凉席和一片用来制造儿童玩具用的泡沫板，其厚度约半厘米，房间是一楼底层。睡后约至凌晨六点左右，患者想翻身，发现自己全身不会动了，坐不起来，全身瘫痪了，并同时发现全身肌肉"发紧、发硬"，遂去协和医院，印象诊断为"皮肌炎待除外"、"高热待查"、"瘫痪待查"。病人焦急万分，于是在当日下午 3 点来余门诊就医。

余观之，病人身体魁梧，身高约在 1.8 米左右，虽发烧而面色无华，面目虚浮，询知全身不能自主活动、不好使，

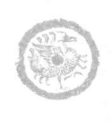

全身酸软瘫痪，但全身无疼痛感，虽发烧但头不疼，发热同时伴有汗出，虽汗出而热不退。余当即测其体温，为38.9℃。

验其舌苔白厚腻，脉沉细。

【病名诊断】 高热待查、瘫痪待查。

【中医辨证】 外感暑湿，复感寒气闭阻气机。

【中医治则】 清暑湿兼散表寒。

【中医处方用药】 藿朴夏苓汤加味。

藿香 3 克　　　厚朴 15 克　　　清半夏 12 克　　茯苓 30 克

杏仁 9 克　　　生苡仁 30 克　　白蔻仁 6 克　　猪苓 15 克

泽泻 12 克　　　淡豆豉 9 克　　（加）飞滑石末 30 克（布包）

【煎服方法及注意事项】

三剂，水煎服，每剂分两次服。嘱其热退之前每隔两小时服一次药，直至热退为止。忌辛辣、滋腻、温补、油腻，宜清淡饮食，暂忌水果和饮料、各种干果。

【治疗经过和疗效】

2004 年 6 月 29 日下午，该患来复诊时，自己步入诊室，步态如常人，余惊奇地望着他问："您怎么自己能走进来了？"患者满面笑容地告诉余：那天看完病后没有离开医院，在门诊候诊室坐等医院把药煎好，取到药后当即趁热就服用一次，然后由家人抬扶着回住地，途中全身汗出湿透衣服，到住地以后就感觉到下肢有些疼痛感了，身体也觉轻松多了，也不硬不紧了。等到服完第三次药时，体温已正常，全身无任何不适，行动自如，目前尚有些乏力。当时为余门诊待诊护士高改珍同志（现已去内蒙古呼和浩特市国医堂中医院工作）见该患高热及全身瘫痪好得这么快，感到十分

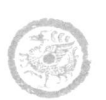

惊喜。

余查该患舌苔尚白腻，脉弦而濡，显示湿热仍在，继投原方加白通草 6 克、竹叶 6 克，取三仁汤之义，四剂巩固善后。

【医话】

藿朴夏苓汤出自《医原》，主治湿温病初起。余在临床中常将此方与三仁汤相伍，治疗湿热病或湿温病初起发热不退证。而对于湿伤肌腠者，每又喜用藿朴夏苓汤而效，本例病人即属此类。

该患断为暑湿为患，复加寒气闭阻所致，其依据有：一，中医名言有"汗出不解，非风即湿"，本例病人即是发热同时伴有汗出，虽汗出而热不解。二，发病时值天气暑热挟湿之季。三，舌苔白厚腻，脉沉细，显系湿热之邪阻遏脉道；裸身卧地而眠，寒气闭阻无疑。所以投以藿朴夏苓汤治之，加用滑石以增其清利水湿之功。

寒热易辨，湿邪难明，这是中医临床之实情，倘若能深研吴鞠通的《温病条辨》、王孟英之《温热经纬》、薛生白之《湿热病篇》等大家名著，对湿热为患，在外、在里、在上、在下，湿少热多、湿多热少、湿热并重等病情大可一目了然。

余临证数十年，治愈好多在大医院认为"高热待查"、"低热待查"之病人。这些病证从西医角度来讲诊断未明，然而从中医学角度又常从病因病机诊断为"湿热"或"湿温"证而治之愈者，在这一点上，大可反映出中医在临床治疗中对某些病种之优势。

本例之高热不退同时伴有全身瘫痪，中医角度分析其瘫

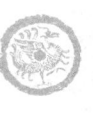

痪之因，大抵为湿热闭阻气机致痿，所以湿热之邪一除，则瘫痪随之而愈，更可见证临床中确有湿热致痿之证，不可不知。